外科医のシゴト

柳原啓介
YANAGIHARA KEISUKE

幻冬舎MC

外科医のシゴト

CONTENTS

はじめに

2022年で演奏活動を中止した吉田拓郎の「Contrast」という曲を聴きながら、ふと自分の若い頃を思い出す。「私は一本の道を歩んできたのだろうか?」外科医柳原も古希を過ぎた。

医師国家試験に合格したのは1970年代後半。第2次オイルショックでトイレットペーパーが手に入りにくく、スリーマイル島原発事故が勃発し、インベーダーゲームやウォークマンがはやった。以来40年余り、一外科医として突っ走ってきた。まだまだ現役で手術に参加したい気持ちはあるが、ついに3年前にはメスを置き、病院勤めからクリニックへと職場を変え、内科医として外来勤務に携わる怠惰な毎日が続く。隣で診察している整形外科医が「外科」で、外科専門医である柳原が「内科」……。何かおかしい。診察の合間に居宅や施設への慣れない往診も始め、「こんな退屈な生活でいいのか?」と思う反面、「この年齢でしかも、この新型コロナ禍で仕事にありつけたのは、まだ幸せなほうだ」と言い聞かせている。

柳原の母校、城北大学初代外科教授濱中先生は、86歳まで手術に関わっていた。かの中山恒明先生や梶谷環先生も長くメスを持たれていたと聞いている。しかし、今の時代よほどのゴッドハンドでもない限り、外科医人生は意外と短いと言わざるを得ない。そんな中、約40年外科医人生を続けられたことはある意味幸せであったかもしれない。しかも地方大学を出たおかげで、専門分化が進んでおらず、食道から肛門、肝胆膵の外科、小児外科から超高齢者手術にまで関わることができた。また、城北大学のある地方都市では内視鏡の普及が遅く、外科医自ら内視鏡検査に携わらざるを得なかったので、上部・下部内視鏡のみならず、逆行性膵胆管造影、親子内視鏡、超音波内視鏡など、ありとあらゆる内視鏡手技を修得することができた。そして、その内視鏡の経験を活かし、内視鏡的治療と内視鏡外科手術両方の開発と臨床応用に関わることができた。そうした臨床経験の一部は、論文や手術書にまとめて出版したが、教科書には書けないような貴重な体験もたくさんしてきただけに、言い足りない部分があった。そこで、柳原は自分の外科医人生を振り返り、忘れられない患者さんたちの治療経験とそれに関連するエピソードを紹介して、これから外科医を目指す医学生や若い外科医が同じ失敗を繰り返さないように、本書をしたためることにした。

本書の内容はすべて柳原が経験した事実に基づくものである。ただし、柳原に関わった登場人物や施設名などは、すべて架空の名前となっているので、その点はご了承いただきたい。なお、おおむね年代順に記載してゆくが、時代は違うが併記したほうが理解しやすい項目もあるので臨床経験の項目には●印と経験した年代を付記する。

第１章 1970年代の研修医

最近は３K、４Kなどといわれ、とかく外科系が敬遠されがちと聞くが、当時は山崎豊子原作のテレビドラマ「白い巨塔」の財前五郎に憧れた人が多く、外科は花形だった。城北大学第１外科医局にも柳原を含め６名（学内から５名、他学から１名）の研修医が入局した。

研修期間中は、ライター（Leiter）という指導医（当時は助手、現在の助教）とともに入院患者さんを担当する。研修医の業務は、主として、外来診療の書記（シュライバー Schreiber）、点滴係、回診係、手術場係などである。医師免許を取得しても直ちに手術ができるはずもなく、手術の執刀は、教授、助教授（今の准教授に相当）、講師が担当し、その介助を主治医である指導医と研修医が担当する。この人間関係を、オーベン（執刀医）、ネーベン（指導医・助手クラス）、ションベン（研修医）とよく揶揄《やゆ》されたものだ。

シュライバーが見た外科外来診療

外来診療のノウハウはシュライバーとしてオーベンの診察に参加する中で身についてゆく。診察の方法、読影、投薬処方、などオーベンの後ろ姿を見ながら学ぶわけである。

外科医は達筆で語学にうるさい人が多い。昭和の時代はまだドイツ医学が優勢で、カルテ記載もほとんどドイツ語で記載され、まずはその決まり文句の習得から始まる。Kranke（クランケ）＝患者、Hauptklage（ハウプトクラーゲ）＝主訴、Krebs（クレブス）＝癌などは映画やテレビドラマでも時々出てくる医学用語である。

Allgemeinzustand gut（アルゲマイネッスタント グート 全身状態良好）、Herztöne rein（ヘルツテーネ ライン 心音 清）、Atemgeräusch normal（アーテムゲロイシュ ノルマール、呼吸音 正）Bauch flach weich（バウフ フラッハ ワイヒ 腹部 平坦 軟）、などといった決まり文句を覚えていくわけだ。

教授や助教授の一診の診察には、特別にネーベンが説明係として参加する。ドイツ語で理学所見、読影、診断、治療方針までオーベンが述べたことを、ネーベンが患者さんとご家族に説明をするわけだが、当時の吉良助教授は話が長く、その説明までやってしまってから、ネーベンに振るので、しばしばネーベンを困らせた。また、吉良助教授は当然職歴が長く、初診患者のみならず、再来患者が大勢いるので、手際良くこなさないといけない。しかし、12時過ぎるまでのらり

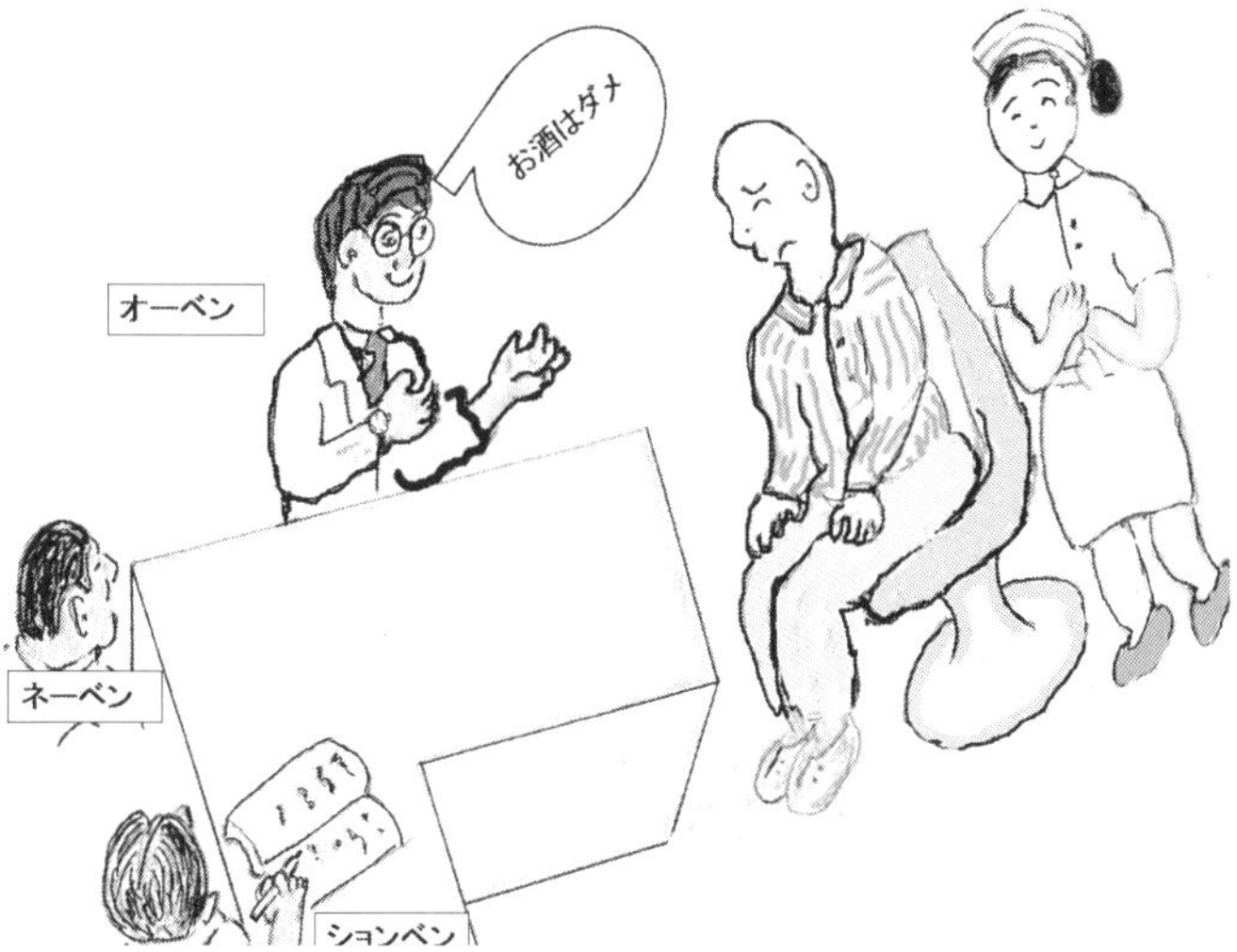

図１　外来診察風景

くらりと進め、12時過ぎてから慌てる姿をよく見たものだ。当時は1時から午後の手術が開始となった。吉良助教授の口癖は「何時間もかけて、遠くから診察を受けに来るのに、3分診療で終わらせたら、申し訳ないだろ？」「人は自分の病気を治そうと思ったら、一つぐらい我慢せんといかん。だから、酒は絶対ダメ……」（**図１**）。ちなみに柳原はアルコールが大好きなので、酒が原因で悪くなっている患者さん以外は飲酒を禁じたことはない。

点滴係（1970〜1980年代）

消化器外科は胃や大腸の手術を担当する診療科なので、50人前後いる入院患者さん

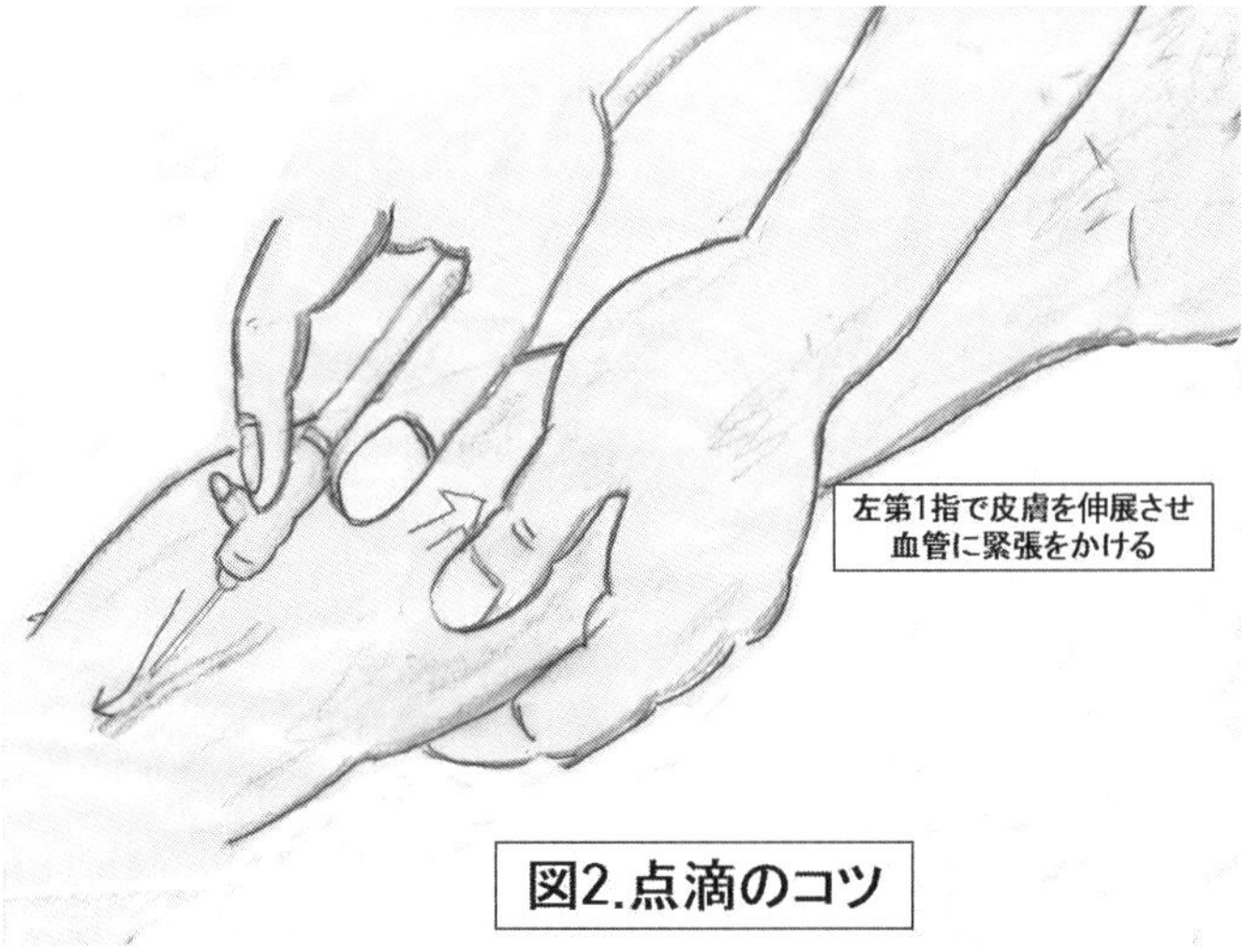
左第1指で皮膚を伸展させ
血管に緊張をかける
図2.点滴のコツ

図2

の大部分が術後は絶食で、当然輸液（点滴）が必要となる。朝8時からの術前カンファレンスが終わって研修医を待っているのが、この点滴である。最近はエラスター針という留置針を1回刺入しておけば、何回か連続使用できるが、当時は鋭利で太い21～23Gの金属針をその都度、前腕の撓側《とうそく》皮静脈や尺側《しゃくそく》皮静脈に刺して輸液を投与するわけだ。検査技師や、看護師が採血をする時は肘関節内側の正中《せいちゅう》皮《ひ》静脈を穿刺することが多いが、点滴は最低でも30分以上かかるので、関節近傍の可動域は避ける。なるべく長くまっすぐに走る静脈の走行を視診または触診で確認し、中枢側に駆血帯を巻き、アルコール（禁忌の場合はクロールヘキシジン）綿で消毒してから、穿刺部の末梢で、静脈が逃げないよう左手親指で末梢側に伸展させ、静脈の走行に沿わせて金属針を刺入、静脈の高まりと交錯させて穿刺するのがコツだ（**図2**）。静脈の真上から、針を立てて穿刺すると、しばしば血管を貫通してしまう。Seldinger法[※1]（経皮カテーテル刺入法）など、動脈穿刺の場合は、逆にこの方法で一旦貫通させ、徐々に穿刺針を抜去しながら、動脈血の逆流を確認したところで内筒針《ないとうしん》を抜き外筒針《がいとうしん》のみを血管内に進める。

朝・夕に点滴をするとなると、患者さんは、最低2回は痛い目を見なければいけないことになる。同期の研修医が6人いるので、点滴係は週に1回は順番が回ってくる。慣れないうちは、1回で血管に命中せず、患者さんに謝りながら別の場所を穿刺することもまれではない。先輩いわく「3回失敗したら他の患者さんの所に移動して、一回りしてから再チャレンジしなさい」と。消化器癌の患者さんはやせている人が多く、血管はよく見えるが、命中しても脆く、薬液がすぐ血管外に漏れ出すことがしばしばあった。午前9時にスタートして予定患者全員の点滴が済んだら、大体昼前になるのが一般的だった。ところが、6人の中でいつも早く終わってくる同僚がいた。彼は、「もう点滴が済んだよ」と、よく自慢げに言ったものだ。実は後で知ったことだが、一回り、二回り（つまり1～2週間）点滴係をするうちに、患者さんたちの口伝えで、研修医の誰がうまく、誰が下手かの評価が決まる。今日は、点滴が苦手な（実は自分がうまいと思っている）研修医の担当だと気づいた患者さんたちは、一斉にトイレに逃げ込んで、後でベテランの看

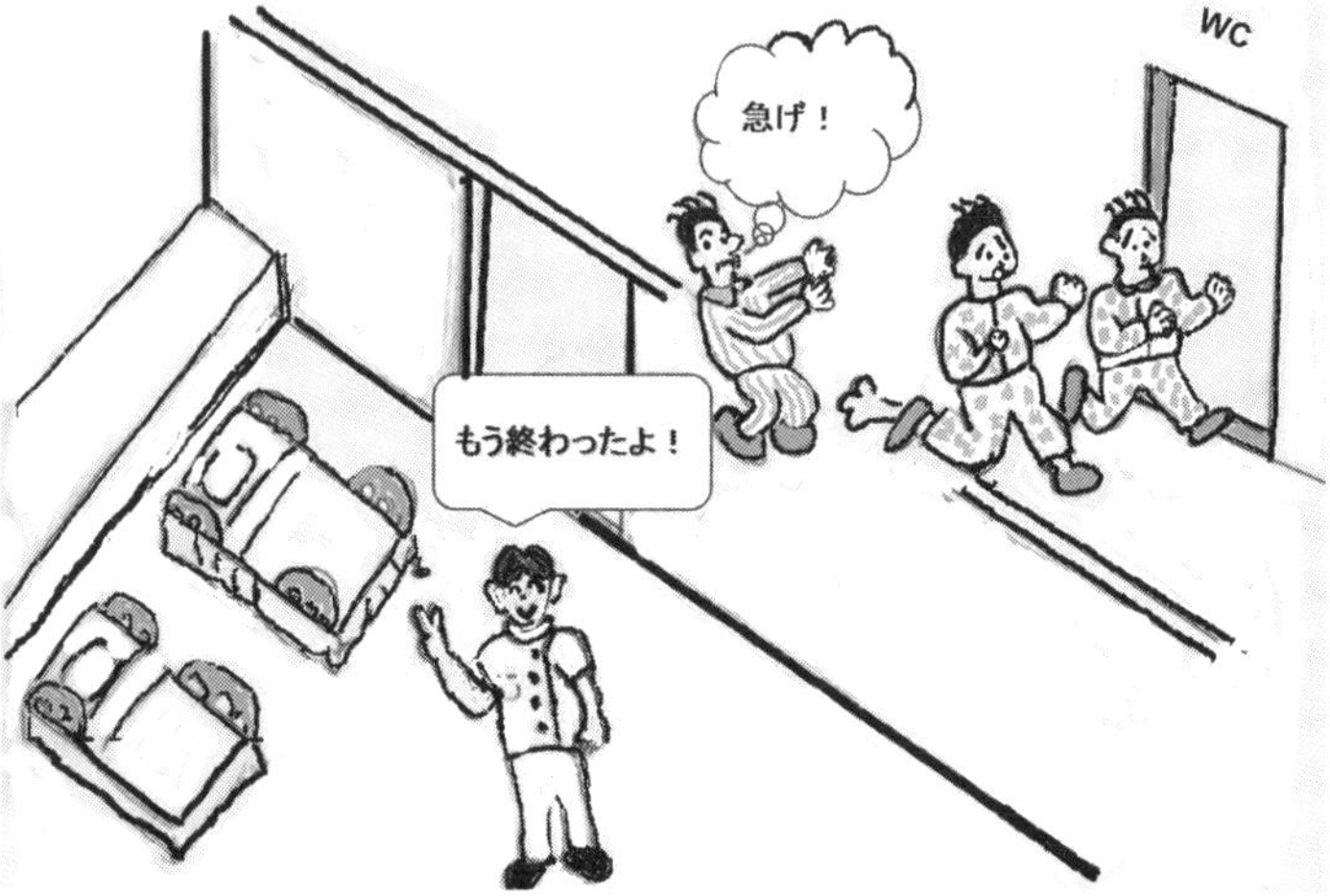

図３　点滴が早く終わる理由

護婦（師）に刺してもらうということであった（**図３**）。だから早く済む。本人は知っていたかどうか？

静脈穿刺は穿刺部の末梢で、静脈が逃げないよう左手親指で末梢側に伸展させ、静脈の走行に沿わせて金属針を刺入、静脈の高まりと交錯させて穿刺するのがコツ。

※1　Seldinger法：Seldingerにより考案された血管を露出することなくカテーテルを血管内に挿入し、造影検査、治療を行う方法。

静脈注射の失敗（●1980年代）

鉄剤やビタミン剤、あるいは抗癌剤はカ

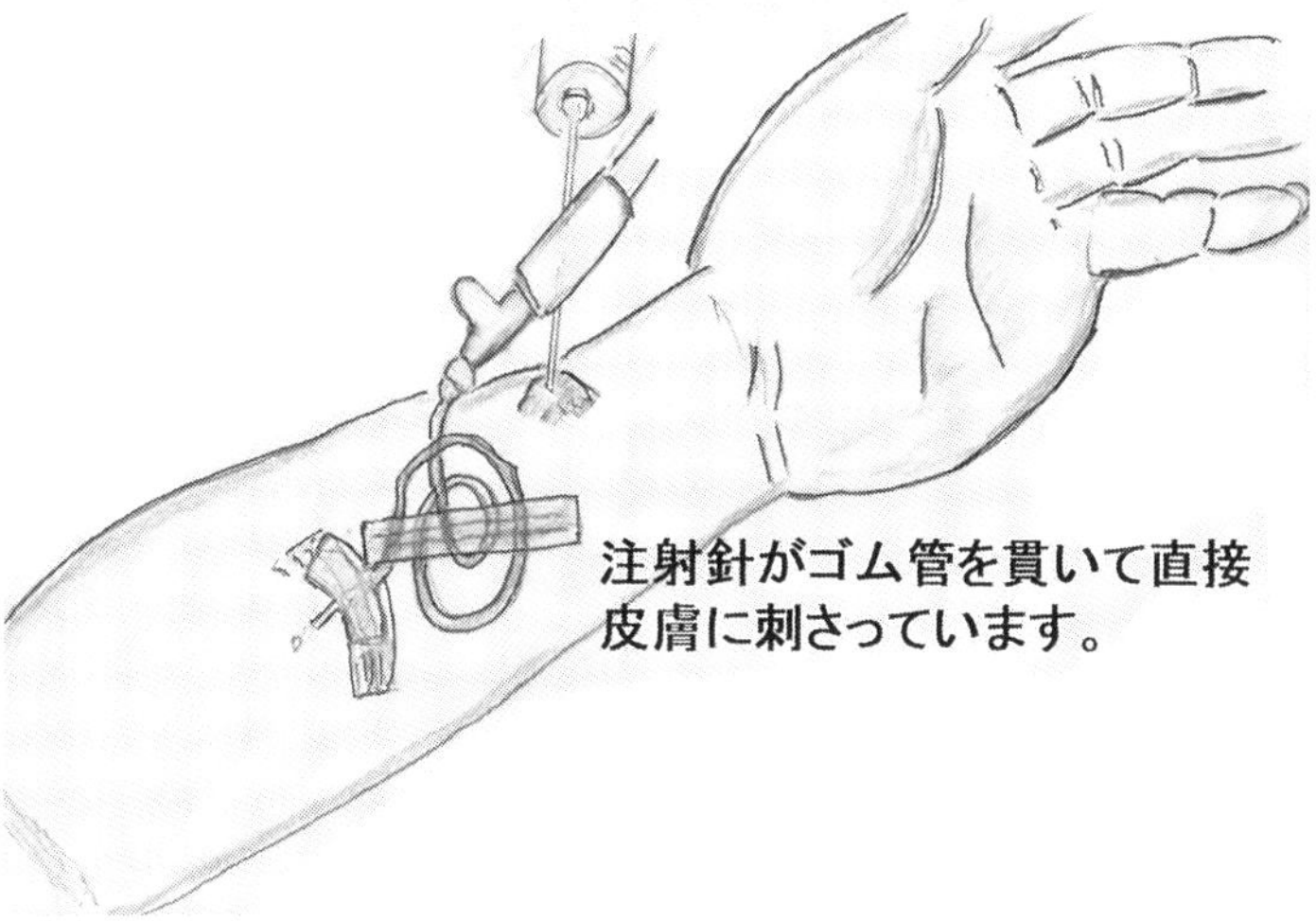
注射針がゴム管を貫いて直接
皮膚に刺さっています。

図４　後輩の失敗

テーテルの側管から注入する（側注）。カテーテルを介して静脈注射するわけである。柳原が指導した研修医の失敗談だが、側注しているから、痛むはずがないのに、患者さんがやけに痛がる。よく見たら、注射針が側管を通り越して患者さんの腕に直接刺さっていたとか（**図４**）。

ビタミン剤でよかったが、抗癌剤なら大変な医療事故だ。当時、マイトマイシンＣ（ＭＭＣ）などの抗癌剤を静注することがあったが、患者さんが注射液が漏れていると訴えているのに中断せず、皮下に漏れ、難治性潰瘍になって、訴訟問題に発展したケースがあったらしい。

静脈内注射は、必ず血液の逆流があり、穿刺部位の疼痛や腫大がないことを確認してから注入する。

夢中になって清潔と不潔の境界を越えた研修医（●1980年代）

研修医の仕事は、手術中に用いるポータブルレントゲン撮影機器の搬送や撮影、摘出標本の処理、その他で比較的楽な仕事が多く、かつその気になれば興味ある手術を直に見せてもらえる。とはいっても、当時は今のように内視鏡外科手術ではなく、ほとんどが開腹、開胸手術なので、足台に乗って、手術スタッフの背中と頭の隙間から、術野を見学することになる。

術野というのは、事前のルゴール液やイソジン液による消毒ののち、オートクレーブ[※2]で滅菌した清潔な覆布《おいふ》で覆われた部位の真ん中で、開腹、開胸されて露出した清潔区域である。執刀医、介者そして直介ナース（直接介助ナース）はスクラブ法で前腕及び手指を消毒し、滅菌したガウンをまとい、清潔なグローブを着用して術野周囲に立つ。この清潔区域の周囲には、麻酔医、外回り看護師、手術場係などがいる不潔域があるが、当然のことながら清潔区域や執刀医をはじめとする清潔スタッフに触れてはいけない。

聞いた話ではあるが、夢中になったある研修医が手術スタッフの背後から自分の素手を術野に出して、「教授、こ、これは何ですか?」と、今にも清潔臓器に触らんばかりとなって、慌てて

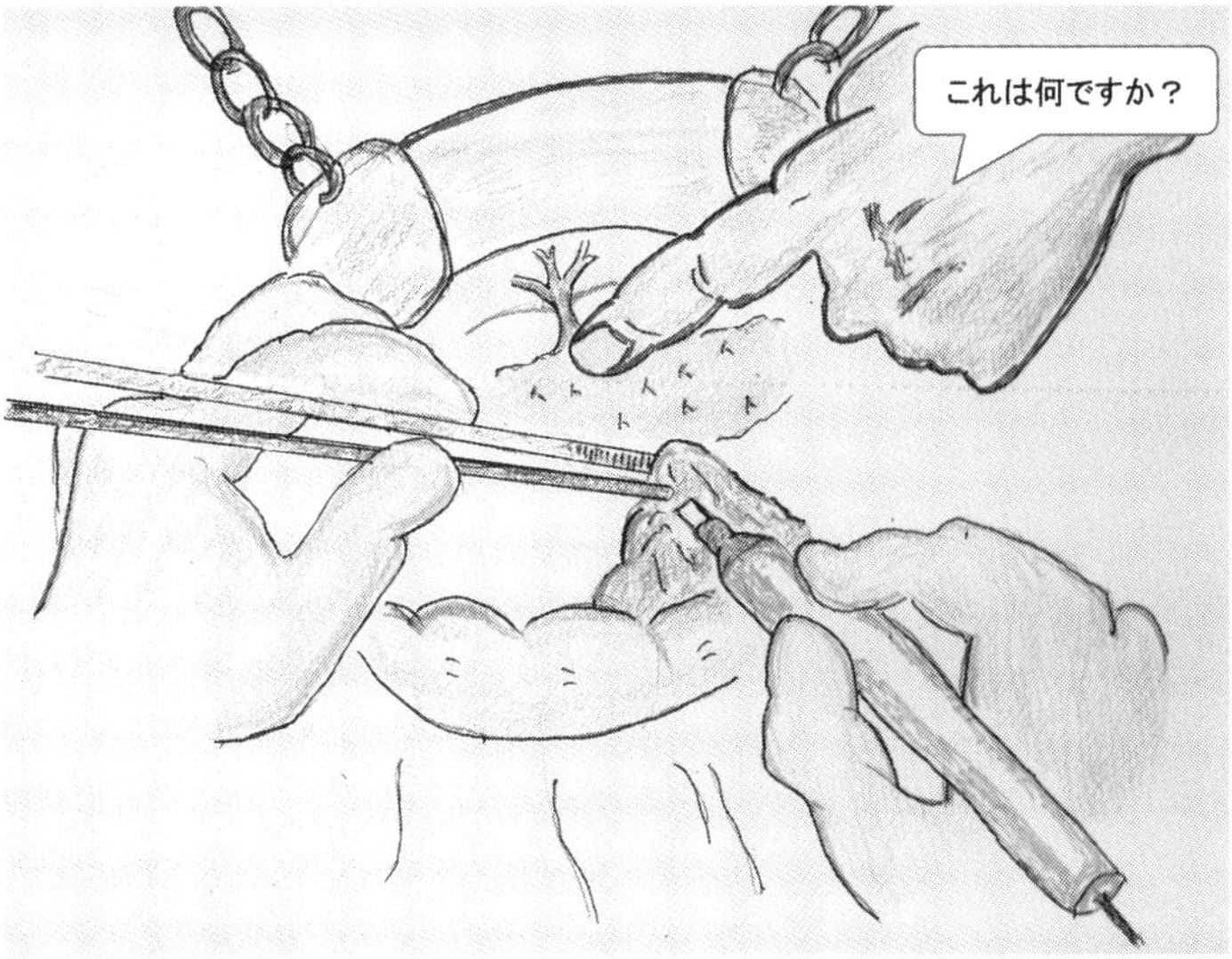

図５　素手が術野に

制止したエピソードがあったとか（**図５**）。

手術場では清潔領域とその他の領域をしっかり認識して行動する。

※２　オートクレーブ：高圧蒸気滅菌器。高熱をかけても変質しない覆布や金属の手術器具などを滅菌する装置。高熱に耐えられないものはエチレンオキサイドガスによるガス滅菌法を行う。

止血法のいろいろ（●1980年代）

手術にはメスや鋏で切るばかりではなく、止血の技術も欠かせない。止血には圧迫止血、化学的止血、機械的止血、そして結紮止血などの方法がある。手術の介者を務める際にはこの結紮をいかに正確かつ迅速に行えるかが重要となる。新入医局員たちは手術で余った糸をそのままもらってきて、医局の机や椅子を使って結紮の練習を行う。その結果、身の回りのいろいろなものが結紮糸で縛られて放置されるようになる。そういう光景が半年くらいは続く。しかし、止血の基本はとにかく圧迫なのだ。

ここで一つの例として、柳原が南海市立病院に異動してからの話をしてみたい。後輩の研修医が当直を担当していたところ、下肢の外傷の患者が救急搬送された。傷が深く、結紮止血を試みたが、深部からの出血なので結紮困難とのこと。病院の官舎にいた柳原は応援を依頼されたので、柳原を待っている間、創部にガーゼを充填させて圧迫するよう指示した。10分余りたって病院に到着してガーゼを除去したら、きれいに止血できていた。柳原が執刀を担当するようになってからも、圧迫止血で助かったことが何度もある。

1990年代に入って導入された腹腔鏡下手術で出血が少ない原因の一つが、二酸化炭素を用いて腹腔内圧を8㎜Hg～12㎜Hgに維持（気腹）することによる圧迫効果が挙げられる。また、当初はガーゼは大きすぎて使えないと思っていたが、通常の半分のガーゼを用意しておいて、圧迫止血したこともある。その後、腹腔鏡下手術用のガーゼも市販されるようになった。

止血に困れば5分間圧迫して次の手を考える。

初めての主治医

研修医が初めて「私が主治医です」と胸を張って言える疾患は、アッペ（Akute Appendicitis 急性虫垂炎）、ヘモ（Hämorrhoiden 痔核、Fistel ani 痔瘻）、ヘルニア（Hernia inguinalis 鼠径ヘルニア）などである。

急性虫垂炎

アッペは緊急手術の対象になる疾患である。これを多く経験するには、夜間当直などで、救急当番をたくさん引き受け、腹痛とあらば積極的に診ること。そして、詳しい問診と丁寧な診察、特に触診が重要である。外科医40年ともなると、下手な画像診断よりも自分の触診が一番信頼できる。右下腹部の圧痛と腫瘤《しゅりゅう》様抵抗、反跳痛《はんちょうつう》などによって鑑別する。しかし研修医の頃はこれがなかなか分からない。虫垂炎が疑われれば、採血検査で白血球が増えているかどうか調べる。今なら、採血して測定機器にかければ5分で検査結果が出るが、当時は自分で採血して、Turk（※3）液で染色して、顕微鏡を見ながらカウントした。理学所見でアッペを疑えば自然とカウント数が多くなる　白血球数が１０、０００／mm^3以上あれば虫垂炎を強く疑う。

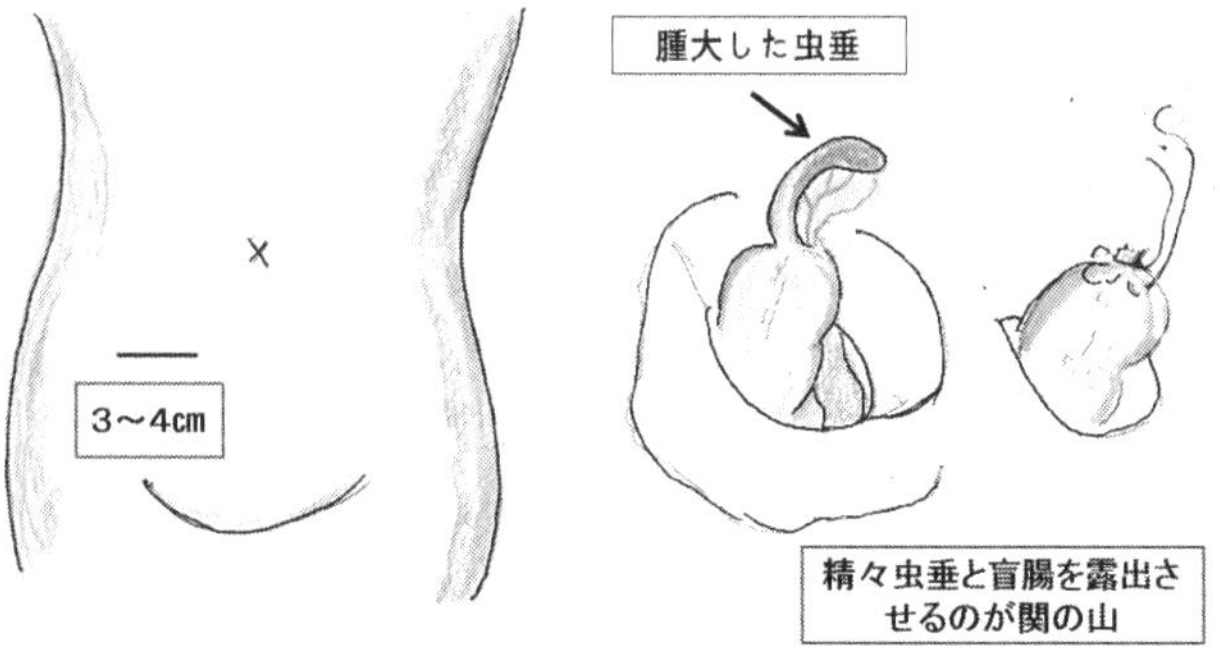

図6

とはいえ、研修医でも分かる虫垂炎にはひどいものが多い。すでに限局性腹膜炎になっているものもあり、とても3㎝程度の交叉切開では摘出が困難だ。大きく切開を延長して、前立ちの指導医の応援で、虫垂切除を完了するパターンがしばしばだった。「私なんか、大体2～3㎝の小さい傷でやってるよ！」そんな先輩の言葉を時々聞くことがあったが、多分それは、カタル性虫垂炎以下、Appendicitis normalis（炎症のない虫垂をこのように喩えた）または抗菌薬で治る程度の虫垂炎を採っていたのだろう（**図6**）。

しかし、1990年代に入って導入された腹腔鏡下外科手術はその偉そうな先輩の手術よりさらに小さな傷で虫垂切除が可能になった（**図7**）。しかも、穿孔して汎発性腹膜炎を併発している虫垂炎でも同じ刺し傷だけで、腹腔内洗浄まで可能にした。大きな進歩だ。

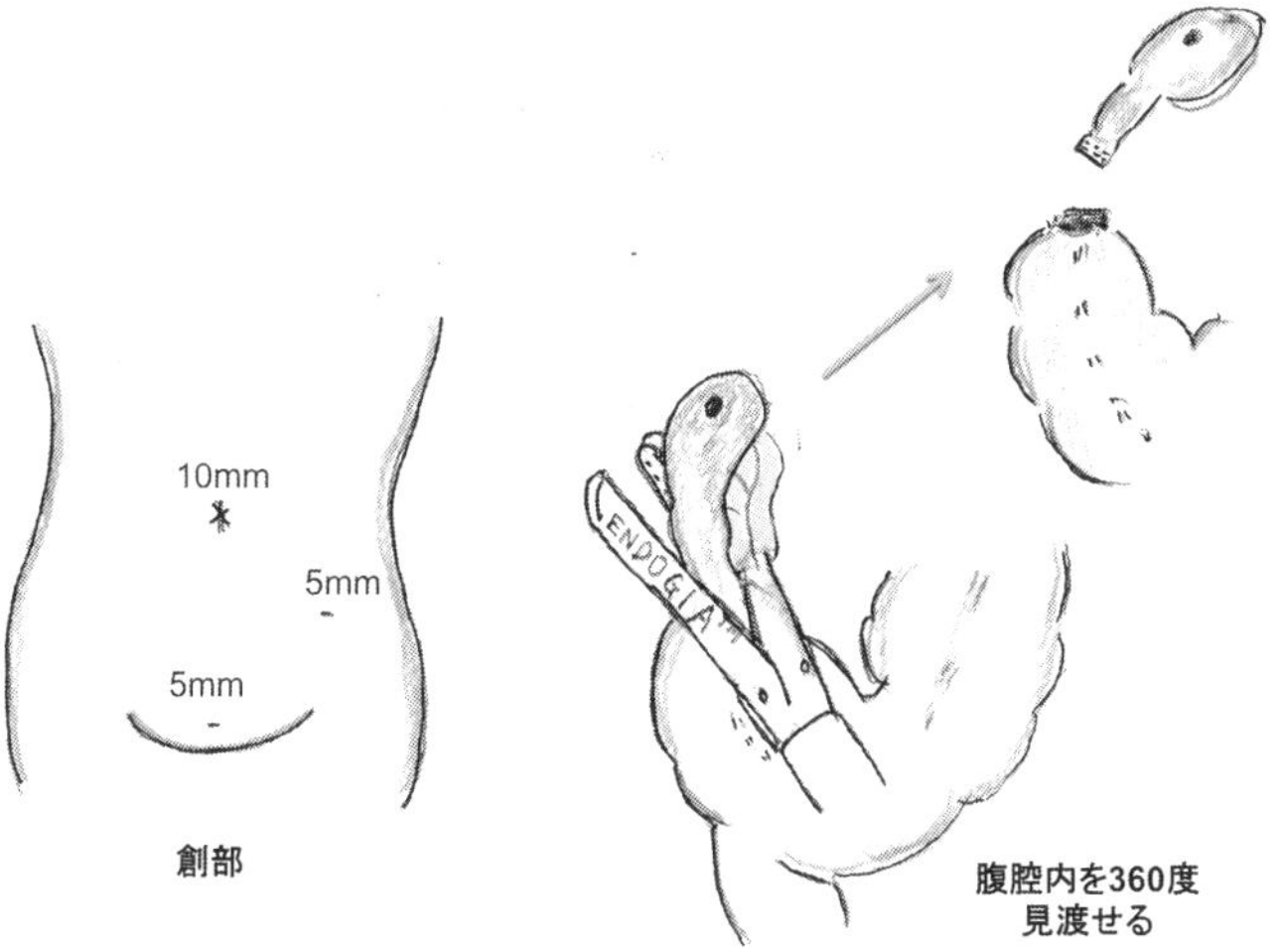

図７　腹腔鏡下虫垂切除術の創部と腹腔内操作

ヘモ

内痔核、痔瘻、肛門周囲膿瘍、裂肛など良性の肛門疾患を指す。内痔核の結紮切除術（ミリガンモルガン法）、裂肛のスライディングスキングラフト[※4]（SSG：Sliding Skin Graft）などの手術は高等技術で、とても研修医の執刀で完遂できる代物ではない。

グッドソールの法則（**図8**）で、前壁側にできた低位筋間痔瘻など単純痔瘻はレイオープンという手技で、有溝ゾンデを内瘻口と外瘻口に通して、溝の上を一気に切開し、瘻孔壁の不良肉芽を搔把する5分で済む手術だ。

※3　Turk液：採血液の赤血球、血小板を溶かし、白血球を溶かしやすくする染色液。

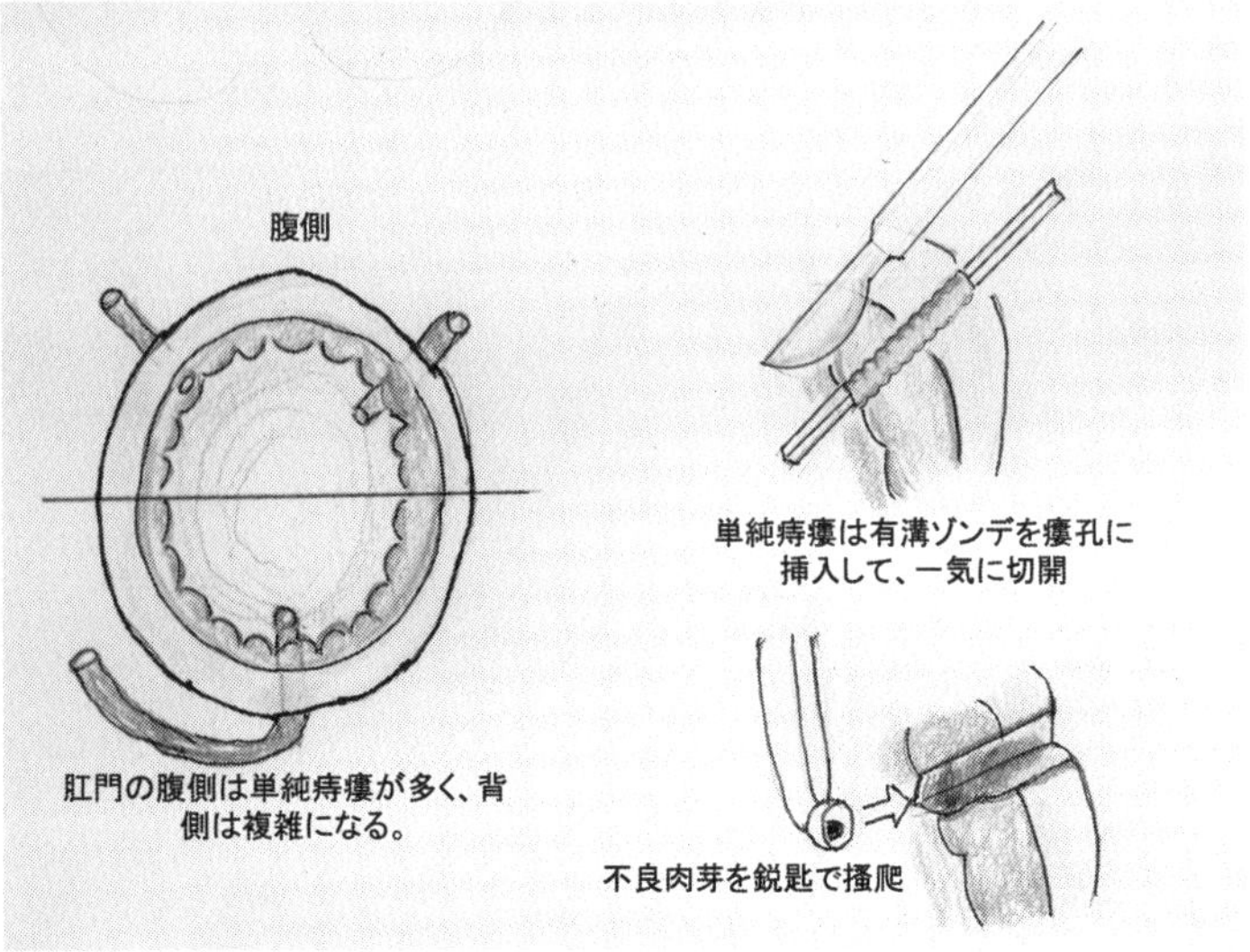
腹側
単純痔瘻は有溝ゾンデを瘻孔に
挿入して、一気に切開
肛門の腹側は単純痔瘻が多く、背
側は複雑になる。
不良肉芽を鋭匙で掻爬

図８　グッドソールの法則とレイオープン

これは研修医でもできるが、内瘻口と外瘻口を探って有溝ゾンデを挿入するのは先輩の執刀医だ。先輩外科医が「ハイ柳原君、この有溝ゾンデの溝に沿って、切開して。ハイお疲れさん」と言って終わった、そんな手術もあった。

某町長さんの痔瘻の手術の主治医を担当したら、お礼に10万円くれた。10分で10万円……。当時の研修医のお手当は、月額８万円だったから、とてもありがたかった。コツコツためていたへそくりを合わせて中古車を購入した。

一方、複雑痔瘻は、肛門機能廃絶の原因となるので、単純にレイオープンとはいかず、コアリングアウト（瘻孔を剔《く》り抜く手術）など工夫がいる。難治性の痔瘻は結核や、クローン病の併存も考慮に入れなければならず、また再燃を繰り返す場合は、痔瘻癌を併発することがあるので、慎重な経過観察を要する。

※4　SSG：裂孔は括約筋緊張が高いため生じると考え、肛門括約筋の一部を切開する。切開したまま放置すると切開部位が瘢痕化して再狭窄の原因になるため、肛門外側の皮膚をスライドさせて切開創を覆う手術。比較的高い技術がいる。

ヘルニア

小児の鼠径《そけい》ヘルニアは、ご両親が、子供が泣いた時など腹圧がかかった時に、ペニスの周囲が腫大していることで気づくことが多い（男児が比較的多い）。しかし、腹圧がかかっていない場合は元に戻っていることもしばしばある。鼠径部が腫大したままで、赤ちゃんが不機嫌だと、嵌《かん》頓《とん》(※5)している可能性があり、急いで整復する必要がある。整復できなければ緊急手術だ。

成人の場合は、鼠径部にあるヘルニア門に示指を挿入して、開大の有無を確認するが、小児の場合はヘルニア門が小さくて成人の指が挿入できない。このような場合、シルクサインという兆候で診断をつけることがある（**図9**）。患部を示指で触診すると、ヘルニア嚢の前後がこすれあっ

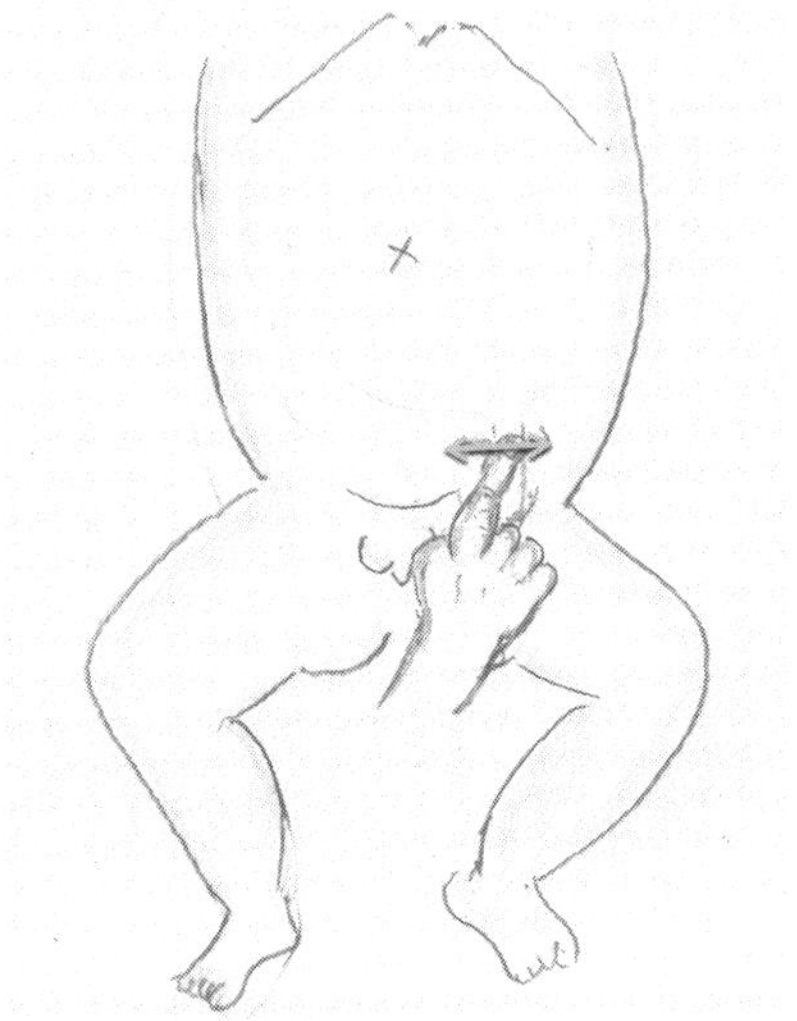

図9　シルクサイン（Silk Sign）

て、ちょうどシルクのストッキングがこすれあうように指に伝わるというのである。これにまつわるエピソードを紹介する。

※5　嵌頓：ヘルニア門に内臓がはまり込んで血流障害を来す危険性が高い状態。

不確実なシルクサイン（●1970年代後半）

患者は生後10カ月の男児。両親が鼠径部の腫脹に気づき柳原が研修している城北大学第1外科を受診してきた。初診担当医は筆頭助手の先輩だった。理学所見は「両鼠径部に腫大はないが、両側シルクサイン陽性」という内容であった。これにより、すぐに手術予定が組まれ柳原が主治医になった。術前の回診で教授は「確かに両側シルクサイン陽性ですね！」と外来担当医の診断を支持した。そして翌日の手術を迎え、まず、右側の鼠径管を開放して、ヘルニア嚢を検索した。ところが、いくら探してもヘルニア嚢が見つからなかった。やがて小児外科の指導医が状況確認を始めた。指導医「柳原君、ヘルニアはないな?!　君、確認したか?」「私は、脱出したのを見てないのですが、でも両側シルクサイン陽性と……」「じゃあ対側も見てみるか……こっちもないな。どうする?」指導医は「しょうがないから前壁補強だけでもやっとくか」と言って、Ferguson(※6)法に準じて前壁補強のみを行った。

術後、ご両親に「あまりヘルニアが大きくなかったので、両側とも前壁補強だけ行いました」と伝えた。すると父親は「俺は右側が腫れているのを見た」といい、母親は「私は左側が腫れていると思った」と言った。

大学病院のような大所帯では、必ず術後検討会で、どんな些細な手術でも手術経過の報告をする。教授「ヘルニアの手術はどうだったんだ?」、優しい助教授「何も問題なかったんだな?!」、胸をなで下ろす柳原。

シルクサインという兆候は、熟練医師でも間違うことがある。問診や他の診断法も参考にして診断するようにしたい。

※6　Ferguson法：腹腔鏡下手術が出現するまでの小児の鼠径ヘルニアに対する基本術式は単純にヘルニア嚢を腹膜に移行する直前で結紮切離（高位結紮）するPotts法というのが一般的であったが、わが城北大学第1外科ではこれに内腹斜筋と鼠径靱帯を縫合して鼠径間の前壁を補強するFerguson法を基本術式としていた。

そして数年後、私が指導医として右鼠径ヘルニアの手術を担当することになった。

正しかったシルクサイン（●1980年代）

やはり10カ月くらいの男児。右鼠径管を開き、ヘルニア嚢を確認。小児の場合、時に対側のヘルニアも合併することがあるので、ここで、Goldstein testを行う。これは、患側の鼠径管から、腹腔内に一定量（20ml／kg）の空気を注入して、対側が腫大してこないか確認する方法である。空気を入れても、対側は腫大してこない。念のためシルクサインを確認。

「分かりません」という主治医に対し、執刀医の柳原が「これは陽性じゃないか?」と言うと、柳原と年の近い第2助手「こんなもん陰性じゃないですか！　早く創を閉じましょう」と言う。

そうだな、不確定だし、「疑わしきは罰せず」だと柳原は考え、創を閉じ、手術を終了する。

麻酔を覚まし、麻酔医が気管内チューブを抜去するなり、患児が「ギャー！」と泣き出した。すると、左側の鼠径部がしっかり腫大！　やはりシルクサインは陽性であった……。すでに、麻酔が覚めていたので、ご両親にお詫びして数カ月後、対側の手術を行うこととした。

その後、腫大のない鼠径ヘルニアの診断には、腹部超音波断層法や腹部ＣＴなどが用いられるようになった。また、最近では、腹腔鏡下外科手術で臍部からカメラを挿入して鼠径部を観察するので、一目瞭然である。

周りの意見を傾聴することも大事だが、自分の感性を無視してはいけない。全身麻酔がかかっているので慌てなくともよかった。

術前の画像診断で誤診する場合がないわけではない。次は21世紀になってからのエピソードである。

思い込みのＭＲＩ診断（●２０００年代）

患者さんは50代の男性。両側鼠径部腫大を主訴に柳原が院長をしていた濃尾市民病院を受診した。外来担当した主治医は、両側鼠径部に腫大を確認できないため、MRIにて確認することとした。放射線科担当医のレポートは、「両側鼠径部にヘルニアを疑う」というものであった。術前の説明では、理学的にヘルニアの脱出は認めないが、放射線科専門医の読影診断は「両側鼠径ヘルニアを疑う」というものであったため、手術の方針とする旨を、患者さんに伝えた。

手術所見：臍部《さいぶ》よりスコープを挿入して、8㎜Hg気腹下に腹腔内を観察したが、両側鼠径部にヘルニア門を認めない。手術場から、院長の柳原に要請があり、手術場に駆けつけた。残念ながら、ヘルニア門は見当たらない。腹腔鏡を挿入した臍《へそ》の創を閉じさせ、手術を終了。

院長同席で、執刀医から患者さんに「鼠径ヘルニアはありませんでした」と説明した。後日談だが、患者さんのご親戚が、中国地方の公立病院で外科部長をされていて、手術のことを聞き、「若い外科医が、たまにそんなへまをやらかすから困る」と言われたそうだ。

患者さんが自分で両側鼠径部の腫大を自覚していた。念のため画像診断で確認して手術を決定したのに……。「診断は不確定なのでＭＲＩ診断を行ったところ両側鼠径ヘルニアが疑われたので、診断も兼ねて腹腔鏡を挿入してみましょう」と説明して、同意が得られておれば何も問題がなかったはずだ。

以下は、濃尾市民病院に赴任したときに作成した「説明と同意に関する原則」だ。虎の門病院の「医師のための入院診療基本指針」を参考に作成したものだ。手術の同意をいただく前は必ず主治医が声を出してこの文章を読み、その上で手術の説明を行い、同意を頂くように外科メンバーに固く言っておいたのだが、この患者さんに限って実行できていなかった。

説明と同意についての原則

多くの診療行為は、身体に対する侵襲《しんしゅう》（ダメージ）を伴います。通常、診療行為による利益が侵襲の不利益を上回ります。

しかし、医療は本質的に不確実です。過失がなくとも重大な合併症や事故が起こり得ます。診療行為と無関係の病気や加齢に伴う症状が診療行為の前後に発症することもあります。合併症や偶発症が起これば、もちろん治療には最善を尽くしますが、死に至ることもあり得ます。予想される重要な合併症については説明します。しかし、極めてまれなものや予想外のものもあり、すべての可能性を言い尽くすことはできません。こうした医療の不確実性は、人間の生命の複雑性と有限性、および、各個人の多様性に由来するものであり、低減させることはできても消滅させることはできません。

過失による身体障害があれば病院側に賠償責任が生じます。しかし、過失を伴わない合併症・偶発症に賠償責任は生じません。

こうした危険があることを承知した上で同意書に署名してください。納得できない場合は、無理に結論を出さずに、他の医師の意見を聞くことをお勧めします。必要な資料は提供します。他の医師の意見を求めることで不利な扱いを受けることはありません。

1歳くらいまでの小児なら鼠径ヘルニアが自然閉鎖することは時々あるらしい。だからひょっとすると第1例は手術の順番を待っている間に自然閉鎖したのかもしれない。しかし、成人になってヘルニアが自然治癒するなんてあり得ない、と思っていたら2010年代になって貴重な経験をした。

自然治癒した成人鼠径ヘルニア（●2010年代）

患者さんは70代男性。独居老人で、アパートの管理人が、部屋で倒れているのに気づき、柳原が外科部長をしていたマスカレード記念病院に救急搬送された。救急担当医より外科コールあり、左鼠径部が腫大しているとのこと。左鼠径ヘルニア嵌《かん》頓によるイレウス（腸閉塞）の状態と診断した（**図10**）。嵌頓腸管の穿孔が危惧されたが、用手整復を試みたところ、幸い腸管を傷つけることなく数分で整復できた。そしてその後も腹膜炎の所見がなかったので、そのまま経過観察入

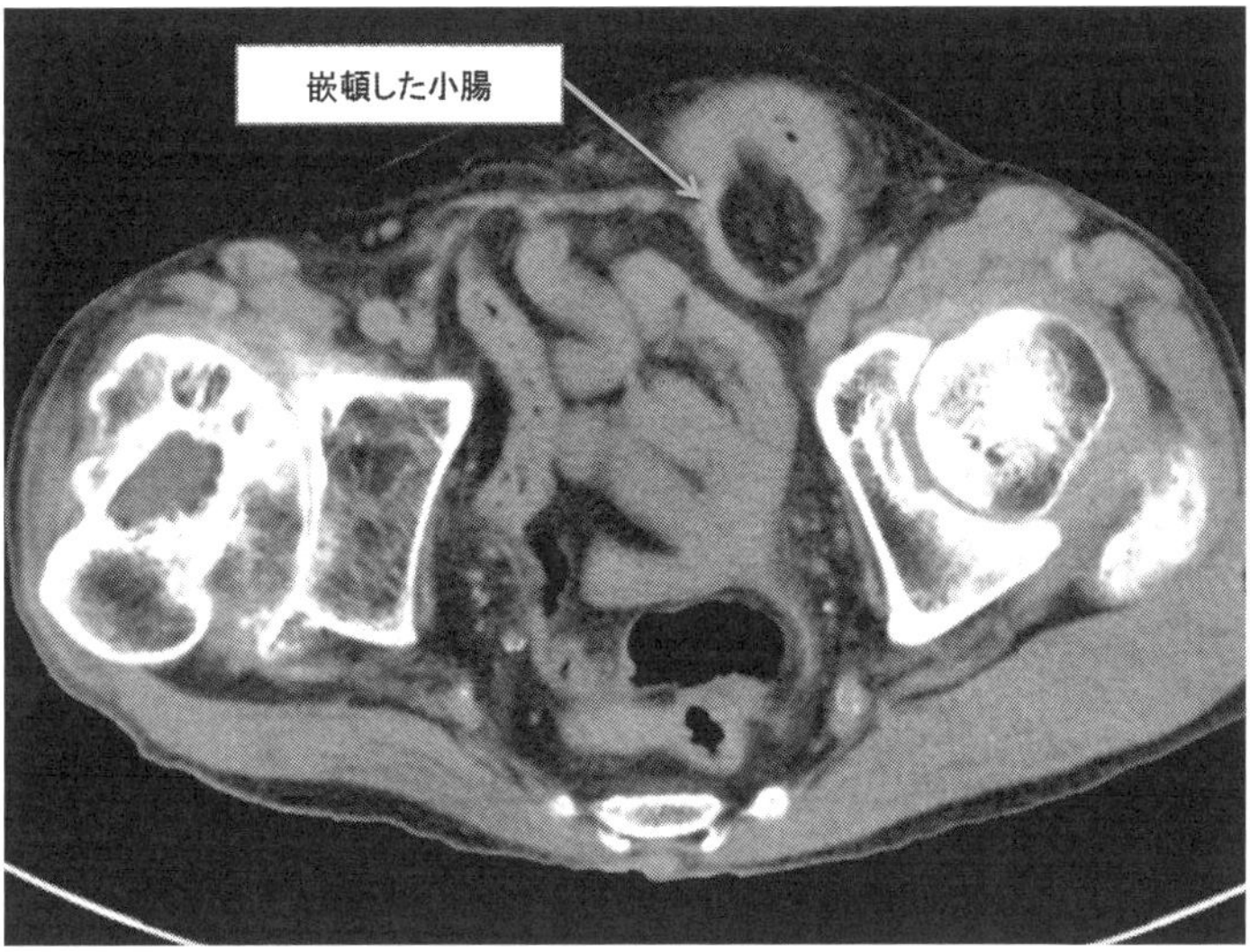

図10　腹部CT

院とした。患者さんは３日間飲まず食わずであったため高度脱水で、無尿の状態であったので通常量の利尿剤の投与では効果が見られなかった。ＢＵＮ60㎎／dl（正常は20㎎以下）、クレアチニン６・０㎎／dl（正常は０・９㎎／dl以下）で、急性腎不全と診断した。透析の適応と考え、血液浄化センターに院内紹介した。

しかし、柳原より10歳以上若い泌尿器科医が、「内科を通さず、どうして外科が直接紹介してくるのか?!」と横柄な態度で患者さんを診ようともしない。「内科といっても、マスカレード記念病院の内科医は消化器内科。私は消化器外科のしかも指導医だ。無礼なのはどっちだ」。とはいえ一応消化器内科の副院長に相談したが、つきなみなアドバイスしかない。

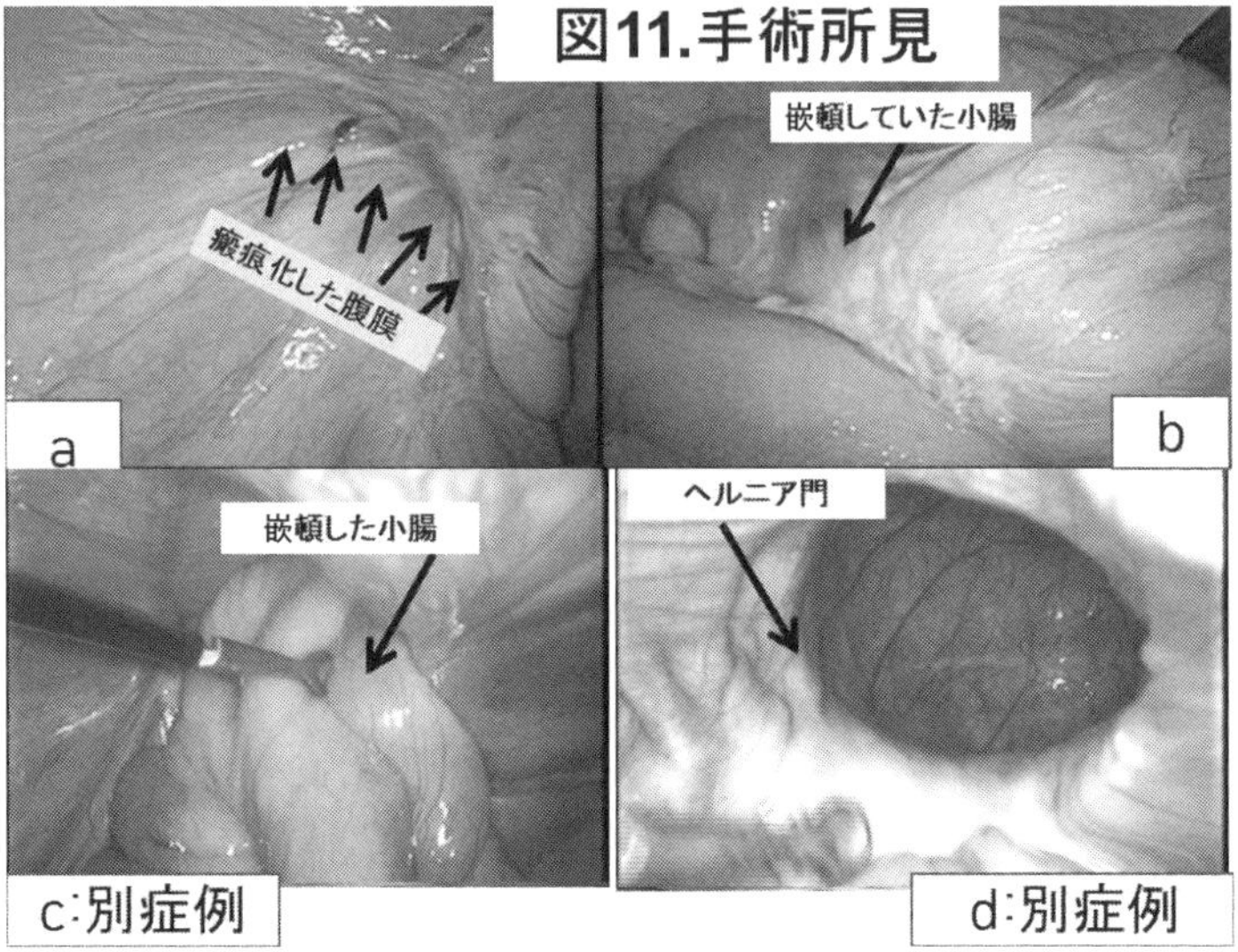

図11

透析してくれないなら、大鉈を振るうしかない。ラシックス（浸透圧利尿剤）を10Ａ（通常1〜2Ａ）One shot（一気に静脈内投与する意味）を行った。その結果入院二日目で奇跡的に利尿がつき（排尿があり）、急性腎不全が改善した。

2週間後、満を持して腹腔鏡下鼠径ヘルニア修復術に臨んだ。腹腔鏡を挿入すると、ヘルニア門に相当する部位が白色瘢痕状となっている（**図11-a**）。そしてその近傍の小腸を観察すると、脱出したと思われる部位が瘢痕化しているが、狭窄はない（**図11-b**）。自然治癒だ‼。**図11-c**、**d**は別の患者さんの腹腔鏡写真だが、少なくとも2週間前の救急受診時にはこれと同じ状態であったはずだ。

「鼠径ヘルニア・自然治癒」で文献検索

したが、小児例の報告しか見当たらず。ケースレポート（症例報告）しようと思った。ちょうど消化器外科専門医を目指す若い外科医がいたので、彼の業績になるよう資料を譲った。しかし、日本語の論文しか書いたことがない若い外科医のため、ケースレポートはそのままお蔵入りになってしまった。

成人鼠径ヘルニアの自然閉鎖はあり得ないと思っていたが、ヘルニア嵌頓による炎症反応でヘルニア門が閉じたのだろう。もしも手術直前にCTによる再検査を行っていたら、手術しなくて済んだかもしれない。

研修2年目

研修2年目に入ると、胆嚢結石や消化性潰瘍などの良性疾患の主治医も回ってくる。消化性潰瘍は、今ではＰＰＩ（プロトンポンプインヒビター）とヘリコバクターピロリの除菌でほとんど治るし、十二指腸潰瘍が穿孔して腹膜炎になった場合でも、腹腔鏡下に穿孔部大網充填で良くなる。しかし、当時は、除菌療法がなかったので、難治例や十二指腸狭窄例は手術適応となった。ＳＰＶ（Super Selective Proximal Vagotomy　選択的近位迷走神経切離術）やＳＶ+Antrectomy

（Selective Vagotomy+Antrectomy　選択的迷走神経切離+幽門洞切除術）が行われた。

正中切開の失敗（●1980年代）

患者さんは30代の女性で、術前診断は幽門狭窄を伴う十二指腸潰瘍であった。執刀医は胃外科チームの羽淵講師。当時の柳原の指導医は財前筆頭助手。この二人は、卒業年度が1年違いで、仲が悪いことで有名であった。

手術は腹部正中切開で開始する。皮膚切開は執刀医ではなく、主治医が行うのがわが城北大学第1外科の習わしだ。柳原はそれまで、もう何度も正中切開を経験しており、目印を入れなくてもほぼまっすぐに切開できる自信があった。ところがその日は、柳原の前に執刀医の羽淵講師が、介者として参加した財前医師はその頭側に立ち、メスを持つ柳原の「お願いします」という声とともに、一斉に腹部にテンション（緊張）をかけた。通常は切開する正中部に直行する形に、腹壁を左右均等に緊張をかけるのだが、この時は、腹壁の緊張のかけ方が上下で違ったのだろうか？　まっすぐに入れたつもりの切開が、気がつけばS字状に歪んでしまった（図12a、b）。「なんてことだ……」。腹腔内操作は順調に済んだものの、術後何度見直してもおなかの傷は歪んだままだ。未婚の女性だったので、申し訳ない気持ちと、術後回診で、「教授が見たら、何と言っ

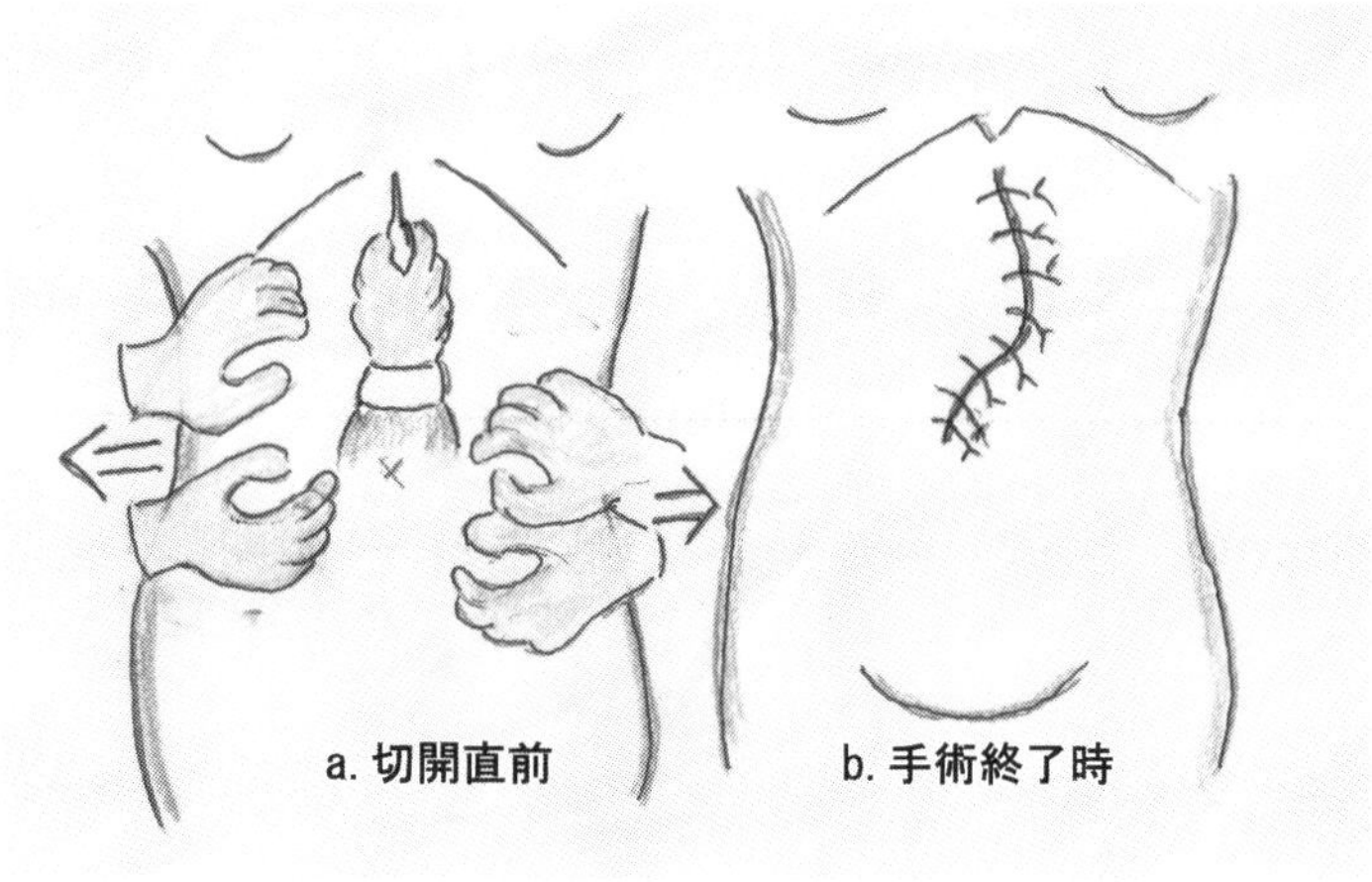

図12　上腹部正中切開の失敗

て叱られるのだろう」と、不安な気持ちでいっぱいであった。しかし、術後回診では、聴診とドレーンの排液を見るだけで終わった。翌日の回診時もすでに創部消毒を済ませてあったので、スルーできた。

１週間後の教授回診。その日は、柳原は関連施設の応援に借り出され、代理主治医は同期の新庄君が担当してくれた。南教授は腹部を見るなり、「何だこの傷は！」と、新庄君を怒鳴りつけたらしい。

新庄先生、その節は身代わりになってくれてありがとうございました。ところで、言い訳がましいのだが、ケロイド防止対策として、まっすぐではなく、湾曲した切開が選ばれる場合も珍しくはないそうだ。

切開を始める前に、もう一度深呼吸して状況確認を！　柳原はこの一件以来開腹手術の際は、絹糸で切開予定部にまっすぐな圧痕《あっこん》をつけ、その上を切開することとした。

病院当直

研修医は、指導医と一緒に大学病院の当直をする。助手8名が交代で当直するので、月に3〜4回、順番が回ってくる。それ以外に大学病院の近くにある、関連病院の当直も担当する（現在は研修期間中の他施設への当直は禁止されている）。大学の当直は無償だが、関連病院の当直は、先輩が勤務する当直業務の応援で、頂く当直料が即生活の糧になる。先にも述べたが、研修医の給料が8万円／月、関連施設のウィークデイの当直は2万円／一晩、土日、一泊二日は8万円、ウィークデイ週1回と土日1回で16万円くらいになる。

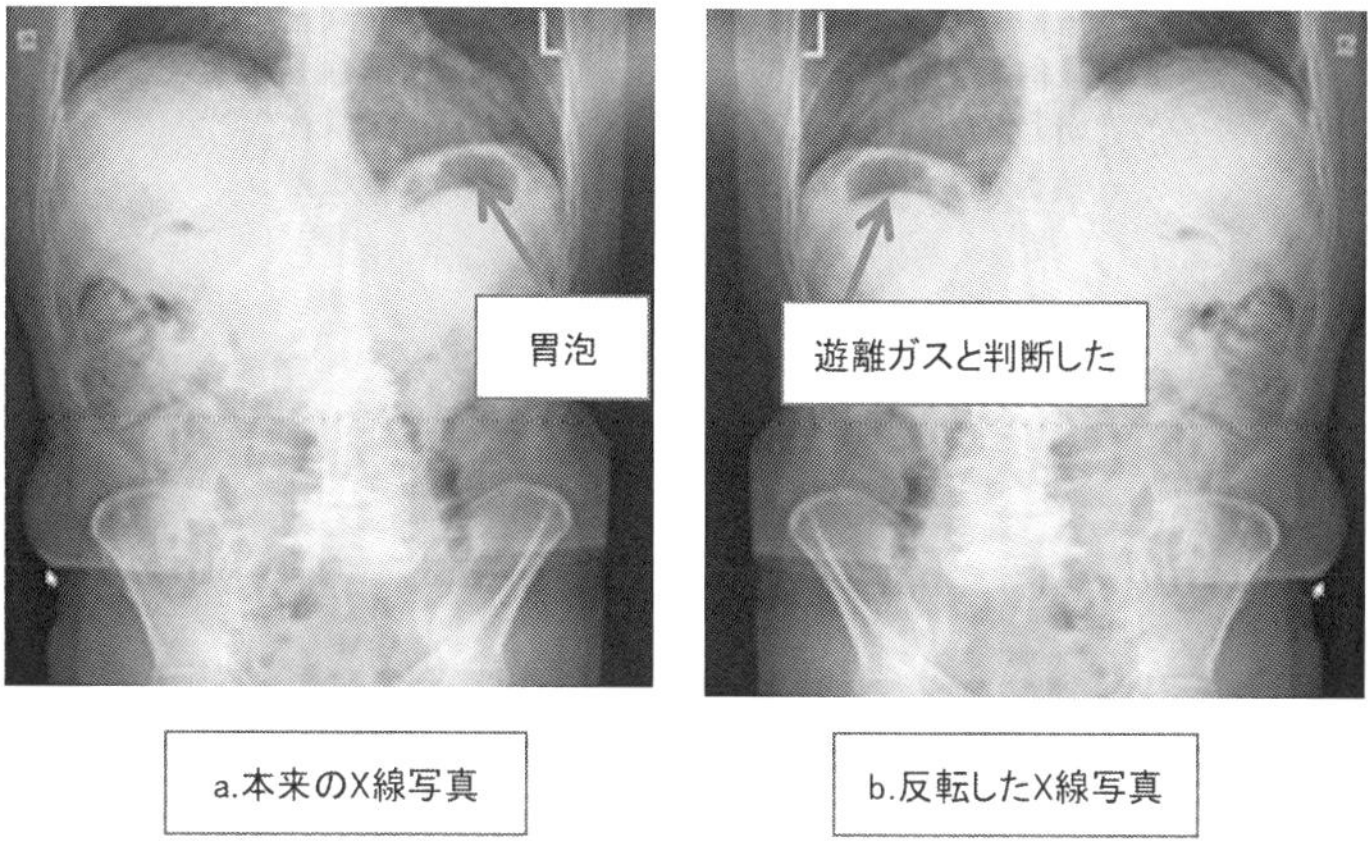

図13　腹部立位レントゲン写真

左右の取り違い

１）遊離ガス（１９８０年代）

同期の平山君の関連施設当直での失敗談。一般に、健康状態で腹部レントゲン撮影に写ってくるガス像は、胃泡、十二指腸球部のガス、大腸のガス、などで小腸ガスは普通は写ってこない。小腸ガスが見られるのは腸閉塞の兆候の一つで、立位で撮影すると、これらは鏡面像（Niveau）としてとらえられる（**図13−a**）。また、これ以外のガス像は遊離ガス（free air）で、消化管穿孔の所見といえる。

平山君が関連施設で当直していると、上腹部痛が主訴で、ある患者さんが来院した。さっそく腹部単純X線撮影を行ったところ、立位で、右上腹部に遊離ガスが見られた。平山君は、穿孔性腹膜炎と診断して、急ぎ手術スタッフを招集した。駆けつけた先輩外科医がレントゲン写真を見て、大笑いした。レントゲン写真が左右逆にシャウカステン（画像参照ディスプレイ）にかけられていたのだ（**図13―b**）。つまり、胃泡の鏡面像を遊離ガスと診てしまったらしい。

画像だけで判断せず、患者さんの訴えや触診など理学的所見を考慮に入れて診断する。

しかし、これは研修医の失敗談で笑えるが、笑えない話もある。

2）注腸写真の左右取り違い（2000年代）

60代男性が、胃癌と結腸癌の重複癌で、ある病院を受診した。初診を担当したのは昇格したばかりの部長で、バリウムによる注腸写真を一瞥して、結腸脾彎曲部（左上腹部）の腫瘍と診断し、直ちに大腸内視鏡検査の指示を出した。大腸内視鏡担当医は新任部長の診断通り、見つけた隆起性病変を結腸脾彎曲部の癌と報告した。

昭和の時代の大腸内視鏡検査は、全結腸内視鏡を行うことが難しく、X線透視下に位置確認を行いながら内視鏡を挿入していたので、病変のおおよその発生部位はX線透視で確認できた。一方、大腸内視鏡技術が進歩するに従い、放射線被曝の問題もあり、X線透視は併用しない施設が増えてきた。それにX線透視しなくとも、肛門からの距離と、管腔の形状で、病変の位置確認ができるものなのだが……。下行結腸と上行結腸の内腔は後腹膜に固定されているので、大腸内視鏡で送気するとほぼ円形に見えるが、横行結腸は後腹膜への固定がなくなり、結腸ヒモにけん引されて内腔がやや三角形に見える。さらに、脾結腸曲では脾臓が青く透見され、屈曲が急峻であるのに対し、肝彎曲部でも肝臓が青く透見されて紛らわしいが、屈曲が比較的なだらかなことから脾結腸曲と肝彎曲部は鑑別できる。しかし大腸内視鏡施行医は新任部長の診断を鵜呑みにしてしまった。もしも内視鏡施行前に注腸写真の確認を怠っていなければ、問題を回避できたかもしれない。

この患者さんは、胃癌も合併していたので、胃癌、結腸癌に対し、幽門側胃切除、左側結腸切除が予定された。結腸脾彎曲部の剥離は、丁寧に行わないと脾臓の被膜が容易に裂け、思わぬ大量出血の原因となる。この患者さんの手術でも剥離に難渋した。しかも、結腸脾彎曲部に腫瘍は見当たらない。じわじわと出血が続き、やむを得ず、執刀医は脾臓を合併切除した。そして、大腸癌は脾彎曲部ではなく、肝彎曲部（右上腹部）にあることに気づくのに相当な時間を要した。結局、広範な結腸切除術となった。

通常、手術中に病変の確認が容易にできるように、病変の肛門側近傍の粘膜下に点墨《てんぼく》（活性炭を０・１ml ほど注入）することにしている。開腹した時点で、視診及び触診で腹腔内をよく検索

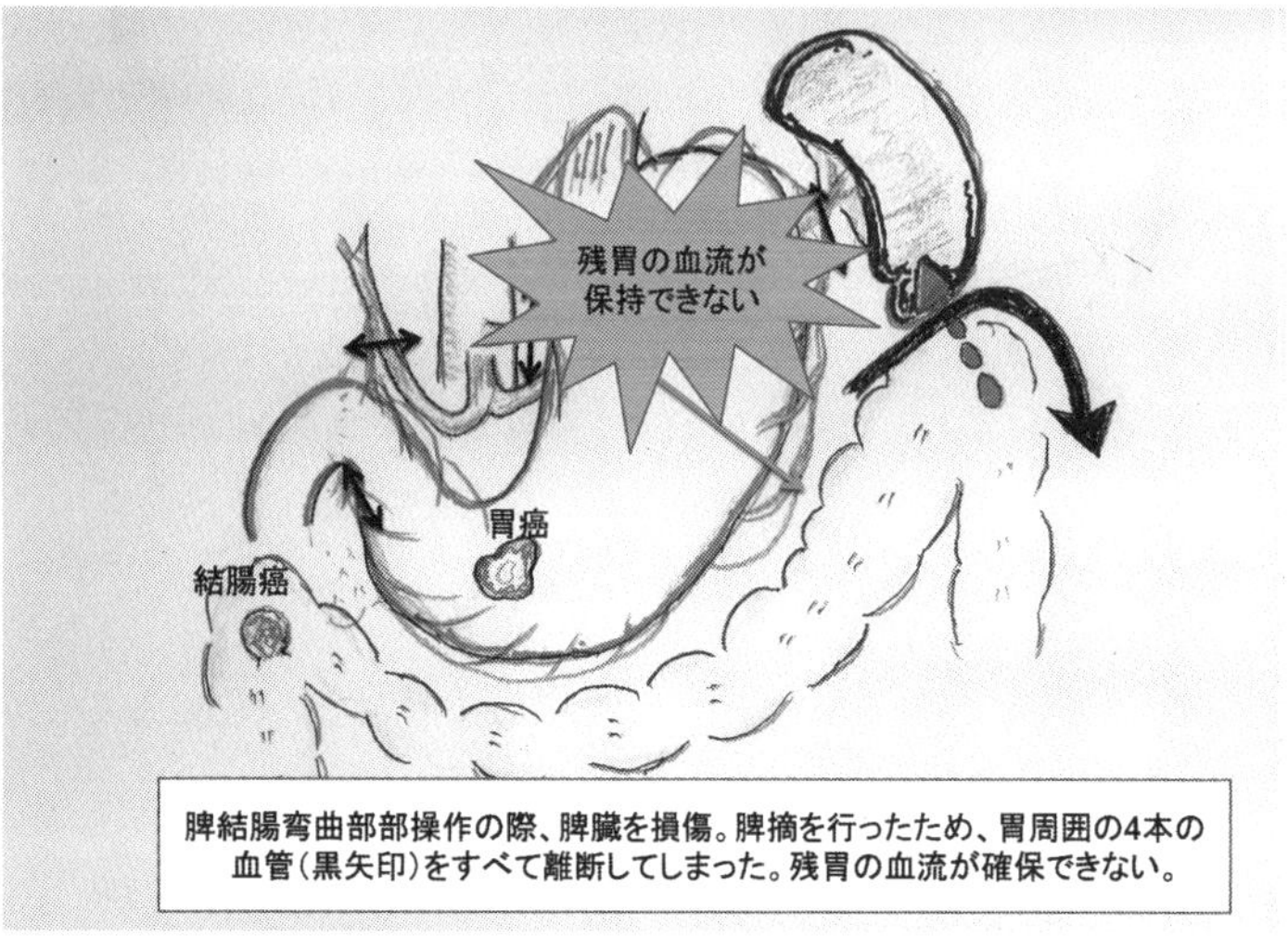
残胃の血流が
保持できない
胃癌
結腸癌
脾結腸弯曲部部操作の際、脾臓を損傷。脾摘を行ったため、胃周囲の4本の
血管（黒矢印）をすべて離断してしまった。残胃の血流が確保できない。

図14　胃・結腸重複癌の手術所見

して、癌の局在、進展度などを診断してから手術操作にかかるものなのだけれど……。そうしていたら結腸肝彎曲部に点墨が確認できていたのではないか？

先に述べた通り、患者さんは胃癌も合併していたので幽門側胃切除も行われた。ということは左右胃動静脈及び右胃大網動静脈は根部で切離されたことになる（**図14**）。通常、残胃は脾動脈から分岐する左胃大網動脈および短胃動脈と後胃動脈の血流を受ける。しかし、この患者さんは脾臓が合併切除されてしまったので脾動脈は本幹で結紮切離されている。つまり、左胃大網動脈、短胃動脈の血流が遮断されてしまうことになる。では、残胃はどこから血流を受けるのか？　柳原が執刀医なら、脾臓合併切除になった時点で、血流障害を受けた可能性の高い胃を残すより胃全摘に切り替えただろう。

術後経過が大変だったことは、想像に難くない。術後カンファレンスでは、脾結腸彎曲部の癌と診断した大腸内視鏡担当医が厳しく追及された（あれ？　最初に結腸脾彎曲部の病変といったのは誰だったっけ？）。

ある医局員が、そんなことより、脾臓摘出を行った時点で、残胃への血流がなくなったのだから「胃全摘すべきであったのではないか?!」と主張したが、執刀医は「残胃の血流はあった」と聞き入れなかった。外科医の多くは、何が原因でこういう結果になったのか十分理解できていたが、誰も反論できなかった。

「赤信号、皆で渡れば、怖くない」であってはいけない。上級医の言うことが正しいとは限らない。

腸重積（●1980年代）

長男は、柳原が研修医1年目、麻酔科6カ月の研修期間中に生まれた。その日柳原は産婦人科の手術の麻酔担当で、開始前に妻の実家から、生まれそうだという連絡があった。手術が終わったら、急いで病院までかけつけるつもりでいたが、産婦人科の手術は困難を極めた（ようだ）。

大出血で、輸血を続けながらの麻酔であったが、そんな中、麻酔科の指導医が「元気な男の子が生まれました」とメモをよこしてくれた。翌日、長男に会いに行った。出生時体重約3、000g。第一印象は「あまり俺に似ていないな?!」だった。その後はやや発育は遅いものの、健康に育っていたつもりでいた。

腸重積《ちょうじゅうせき》は、小児外科では、鼠径ヘルニア、幽門狭窄、と並んでよく出くわす疾患だ。長男は、日ごろは機嫌良く、笑顔がかわいかったが、時々大泣きをした。ある時など、30分以上泣き続けたことがあった。そんな時は、腸重積の発症を疑い、おなかを触診したり、トマトジュース状の排便がないかどうか、そーっと小指を肛門に入れてみたりした。

生後約10カ月の頃。夜中に妻から電話があった。「なんか元気がなく、さっき1回戻した（嘔吐した）の……」。義父の具合が悪く、妻は長男を連れて実家に帰っていたのだ。1時間余りかけて、妻の実家に到着して長男の顔を見ると、にこっとした気がした。おなかを触ってみると、右上腹部にピンポン玉くらいのしこりがある。ピロステ（先天性肥厚性幽門狭窄症）？　発症が遅くない？　同期で最も優秀な新庄君に相談してみた。「ピロステじゃない?!」とにかく朝一で小児科を受診した（救急受診すべきであった）。小児科担当医が「腸重積が疑われます」と言い、浣腸してみるとトマトジュース状の血便が出てきた。「発症から24時間が経過しているので、高圧浣腸が難しいかもしれませんが、やってみましょう」と担当医が言い、柳原は大学の医局に電話して、吉良助教授に「オペになったら、先生にお願いします」と依頼した。

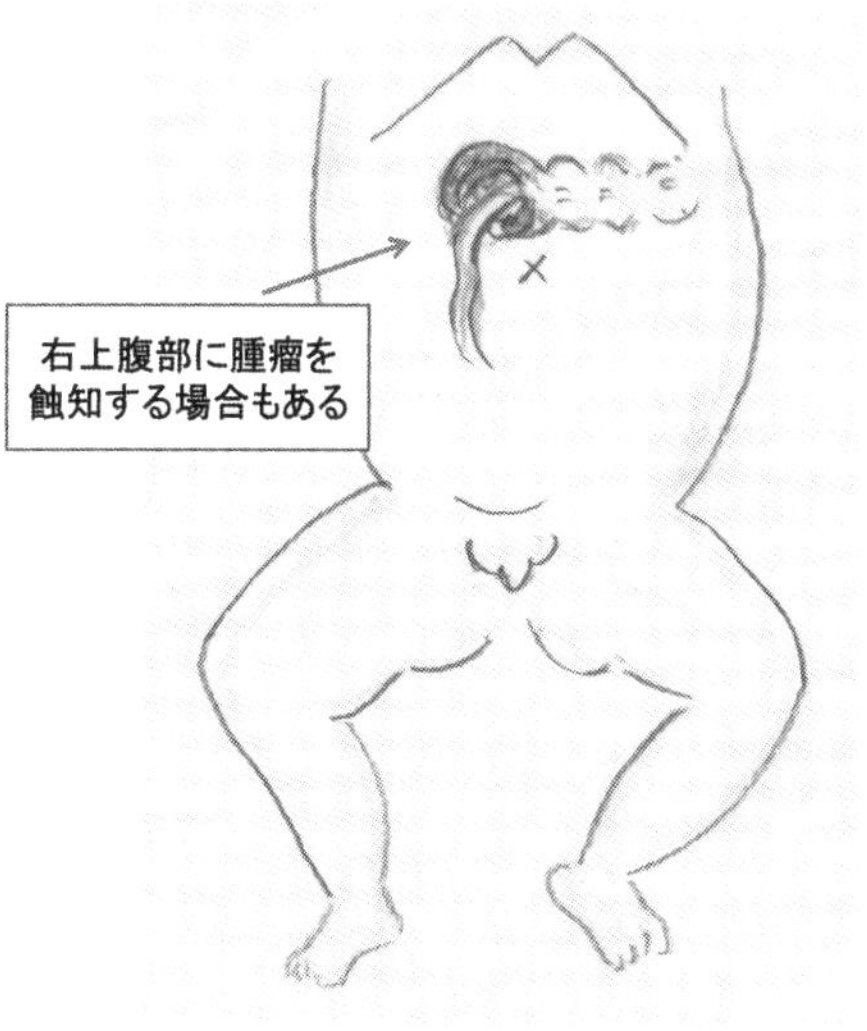

図15　腸重積

幸い、高圧浣腸で整復できた。担当医「ところでご主人は何科にお勤めですか?」と聞かれ、妻は「消化器外科です」と答えた。

多くの小児腸重積は回腸末端のリンパ組織が重積の原因になり、盲腸、虫垂などと一緒に重積を起こし、腫瘤となる。その重積がさらに進展すれば、横行結腸にまで達する（**図15**）。教科書を読んで知っていても実際の患者に接してみなければ分からないこともある。最初から疑っていたのに、肝心な時に見逃してしまった。

後でよくよく経過を聞いてみると、日中、妻は義父の所に見舞いに行き、その間は、長男の曾祖母が守りをしてくれていたが、最初は強烈に泣いていたそうだ。

そのことを聞いていれば、以前疑ったように腸重積を真っ先に考え、たとえ夜中でも救急受診していたはずだ。
数年後、大学で消化器外科の講義を担当するようになった柳原は、よくこの話を学生に聞かせた。同じ失敗をせぬように。

問診は詳しく行うこと。

長男の障害と実家の負債

その後、長男は、腸重積の再発もなく、ややゆっくりながら、ハイハイをし、つかまり立ちをし、順調に育っているかに見えた。ある日、「この子は聞こえてないいんじゃないか?」と心配になった。ところが、妻は、「床に物を落とした時に、驚いた様子をしていた」と言う。24時間一緒にいる妻のほうが間違いないとは思ったが、耳鼻科の先輩を受診した。聴性誘発脳波という検査を受けたところ、耳鼻科の先輩いわく「おい、この子は全く聞こえてないぞ」と高度難聴が判明した。

ところで柳原は、２年浪人生活の末、何とか医学部に合格できて、外科を選んだ。授業料は年１万円と安かったが、浪人生活、大学生活の６年間は、実家の両親にとっては決して楽な生活ではなかっただろう。長男の聴覚障害が判明したその日、自宅の経営困難を父から電話で伝えられた。以来、大学に戻るまでの２年余り、毎月自宅へ20万円の送金を続けた。

研修医6人のその後

研修医６名のうち、定年まで外科医として病院勤務を続けたのが３名、開業、内科転向、死亡が各１名、終わってみればそういう結果になった。開業した１名は、学位を取得した直後に医局人事を離れて30代の若さでの決断であった。バブル崩壊前とはいえ、地方都市駅前のビル開業で１カ月の家賃が60万円だと言っていた。

内科に転向したのは内科開業医の長男で、どうして外科を選んだんだろうと思っていた。彼は６人の中では最も酷《ひど》く上司に叱られていた。研修期間中に内科に転向したのも分かる気がする。

第2章 無給助手としての出向

1981年4月から84年3月まで、城北大学無給助手として、南海市立病院に外科3番手で出向した。

アッペの局麻手術（●1980年代）

南海市立病院では、入院患者さんは消化器外科を中心とした患者さんで年間40件くらいしか開腹手術がなく、大半は緊急手術だった。赴任初日、掛布医長が「アッペが来てるけど、高齢なので局麻（局所麻酔）でやろう」と言う。当日はナンバーツーの医師はお休みだった。研修が終わったばかりの新米の柳原と卒後10年の医長。何だかよく分からいまま、1時間以上頑張っても虫垂を発見できず、ドレーンを留置して閉腹した。局所麻酔下の手術は、腹壁の筋弛緩が得られにくく、前立ちの術野展開の仕方によって手術の成否が決まると言っても過言ではない。前途多難な外科医生活の始まりだった。後日、仕切り直しで全身麻酔で開腹手術を行ったが、結果的に胆石胆嚢炎であった。意外と胆嚢と回盲部は近い。

キシロカイン中毒は血中濃度の上昇に伴い発現する。初期症状は、不安、興奮、多弁、口周囲の知覚障害、聴覚過敏、振戦（ふるえ）など。局所麻酔下手術の際は、局所麻酔剤の使用量と患者さんの全身状態に注意しながら、操作を進める必要がある。

専門外の外来診療

南海市立病院外科の外来はというと、ほとんど膝関節の穿刺と腰痛や肩こりに対する鎮痛剤の局注（局所注射）ばかり。これらの手技は、医長さんが一回見せてくれたが、あとは独り立ちだ。毎週のように和服姿でやってくるおばあちゃんは、いつも局注を希望したが、必ず一旦柳原の前の椅子に腰をかける。

「おばあちゃん、今日はどうしたんですか？」

「腰が痛くて……」

「ではいつもの注射をしましょう。そこのベッドで背中を出してうつぶせに寝てください」

おばあちゃんは、十二単のように重ね着した着物をゆっくりと脱ぐ。柳原は「何事も経験」と戒めつつも、「俺は消化器外科医ではなかったのか？」と心の中でつぶやく。すると、いつの間にか鼻水がジュルジュル……。初めてアレルギー性鼻炎を経験した。しかし不思議なことにこの鼻炎は3年後大学に戻ってからはピタッと止まってしまった。

中心静脈カテーテルの迷走（●1980年代）

長期経口摂取が困難な患者さんには高カロリー輸液を行う。高カロリー輸液は浸透圧が高いので、末梢の細い血管から投与すると静脈炎を起こしてしまう。そのため太い中心静脈から輸液を投与する必要があるのだ。穿刺ルートには、鎖骨下静脈、頸静脈、大腿静脈、尺側皮静脈、などがある。鎖骨下静脈や頸静脈の穿刺は、気胸や胸腔内出血の危険性がある。大腿静脈は刺入部がすぐに汚染する可能性がある。

最初に覚えたのが尺側皮静脈穿刺法だ。カテーテルと穿刺針が一体となっているセットを使用する。それを肘関節近くから穿刺して、中心静脈に留置する。左尺側皮静脈を穿刺して、点滴の落ち方を見ながらゆっくりカテーテルを進めてゆく。しばしば腋下部で止まる場合があり、上腕を回外させたり、首を左に向けたりして調整する。

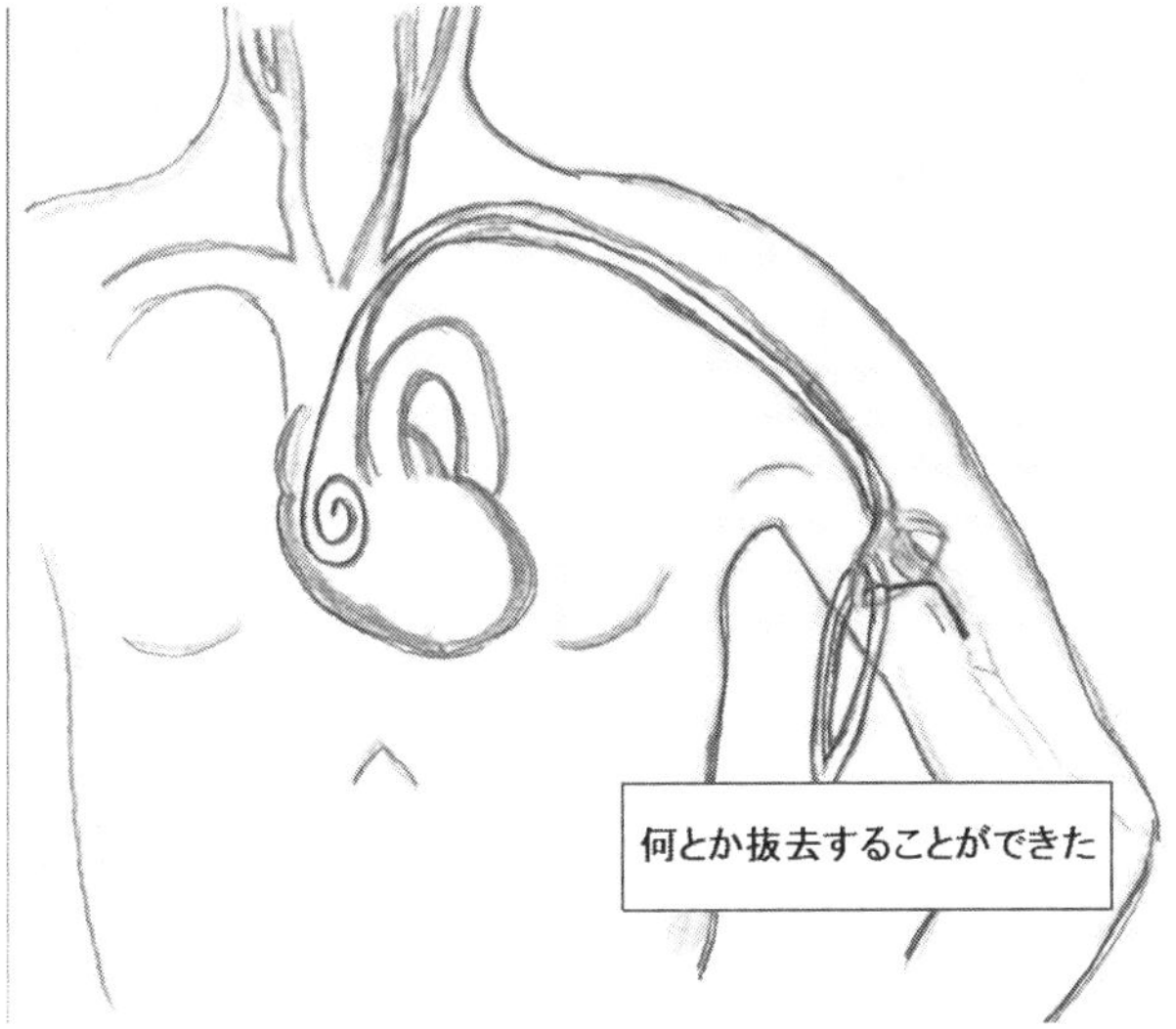

図16　カテーテル先端が心房に

　ある時、穿刺針を抜いたらカテーテルが途中で断裂しているのに気づいた。急ぎ、X線テレビ室に移動して、腋下部をカットダウン[※7]。そこからカテーテルを抜去できた。人為的に中心静脈に留置しようとしてもうまくいかなかったのに、ちぎれたカテーテルの先端は、すでに心房まで達していた（**図16**）。カテーテルの材質は塩化ビニールで、「一旦進めたら穿刺針内に引き戻さないこと」とマニュアルには書いてあった。この時の、10年先輩の掛布医長の手際の良さには感服した。

　医長さんの手際は素晴らしかったが、初めて自分一人でカットダウンした時は1時間くらいかかった。緊急事態ではとても間に合わない。

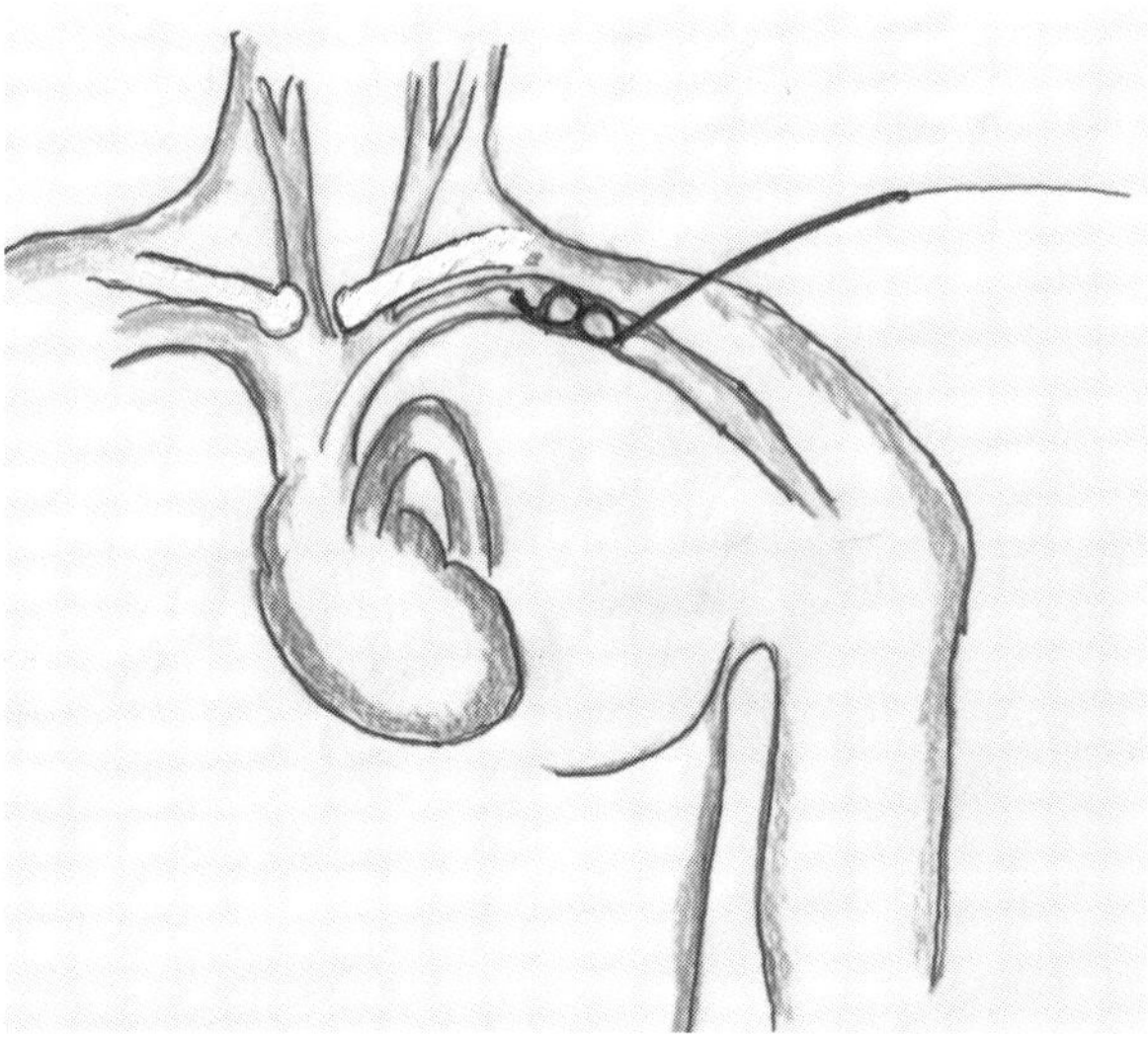
図17　カテーテルが８の字に

鎖骨下静脈穿刺でも苦い経験がある。鎖骨下に局所麻酔を行い、そのまま鎖骨下静脈を試験穿刺。静脈血の逆流を確認して、同じ方向に外筒を穿刺し、その中にカテーテルを14～15㎝挿入したところで、固定して逆流を確認。X線透視または撮影で先端の位置確認をする。ある時、X線写真を見て仰天した。カテーテルが鎖骨下で８の字に絡まっていた（図17）。透視下に抜去を試みるも抵抗あり、以前の経験があるので強引には抜けない。血管造影用のガイドワイヤをカテーテル内に挿入して、８の字を解除してそのまま上大静脈まで進めて事なきを得た。

不測の事態に対応できる中心静脈ルートの確保とカットダウンによる静脈

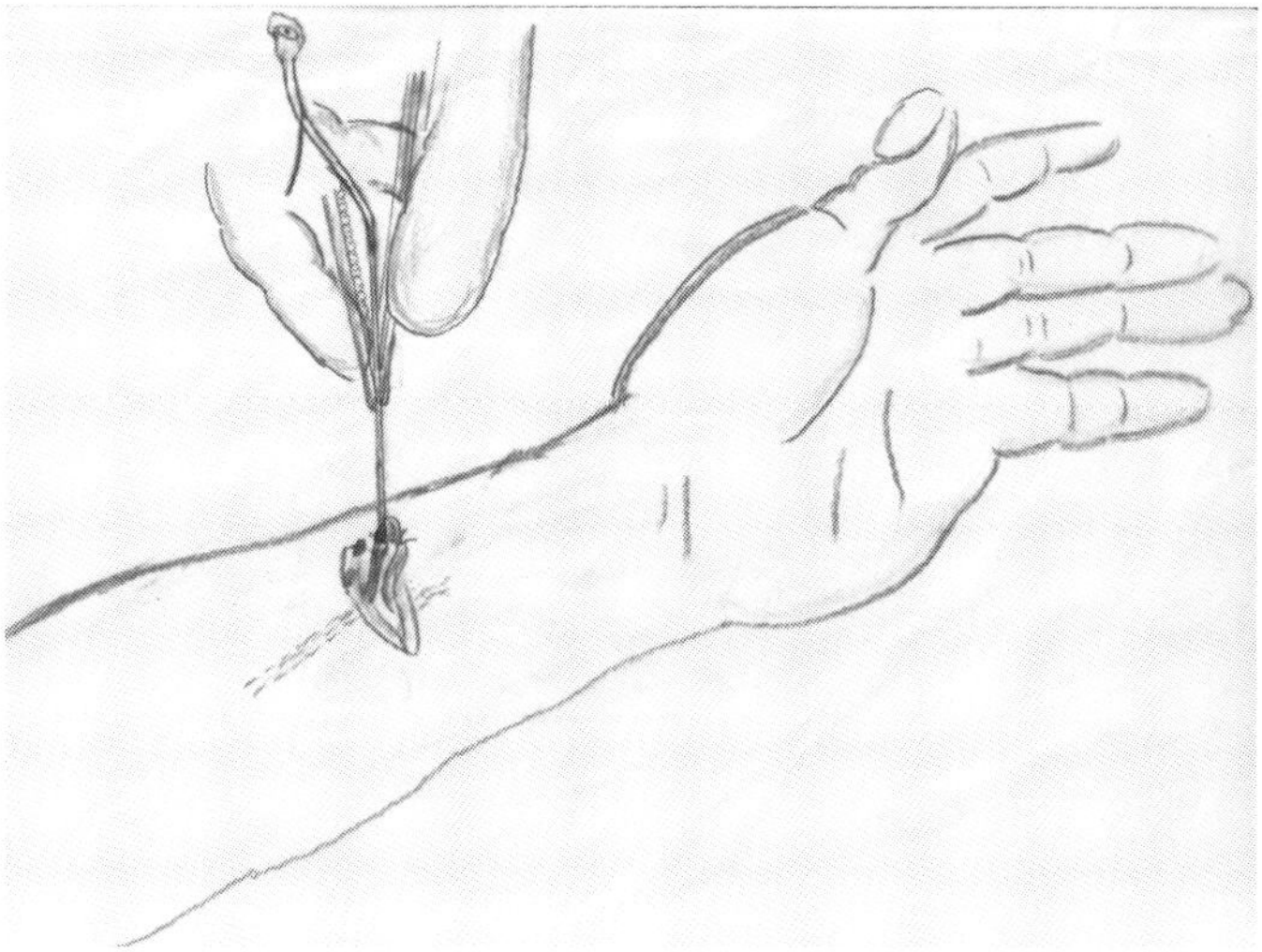

図18　カットダウン（Cut Down）

ルートの確保は外科医の必須テクニックだ（**図18**）。

※7　カットダウン：局所麻酔下に、皮下静脈を剥離して直視下にカテーテルを留置する手技のこと。

硬膜外麻酔でのニアミス（●1980年代）

３人チームの外科手術では、基本的に医長以外の医員の主治医ではないほうが麻酔を担当する。チームの中で医長は手術の指導をする役割なので、患者を直接受け持つわけでもなく、麻酔もかけない。手術の前立ちをし、時折指導するという責任者なのだ。

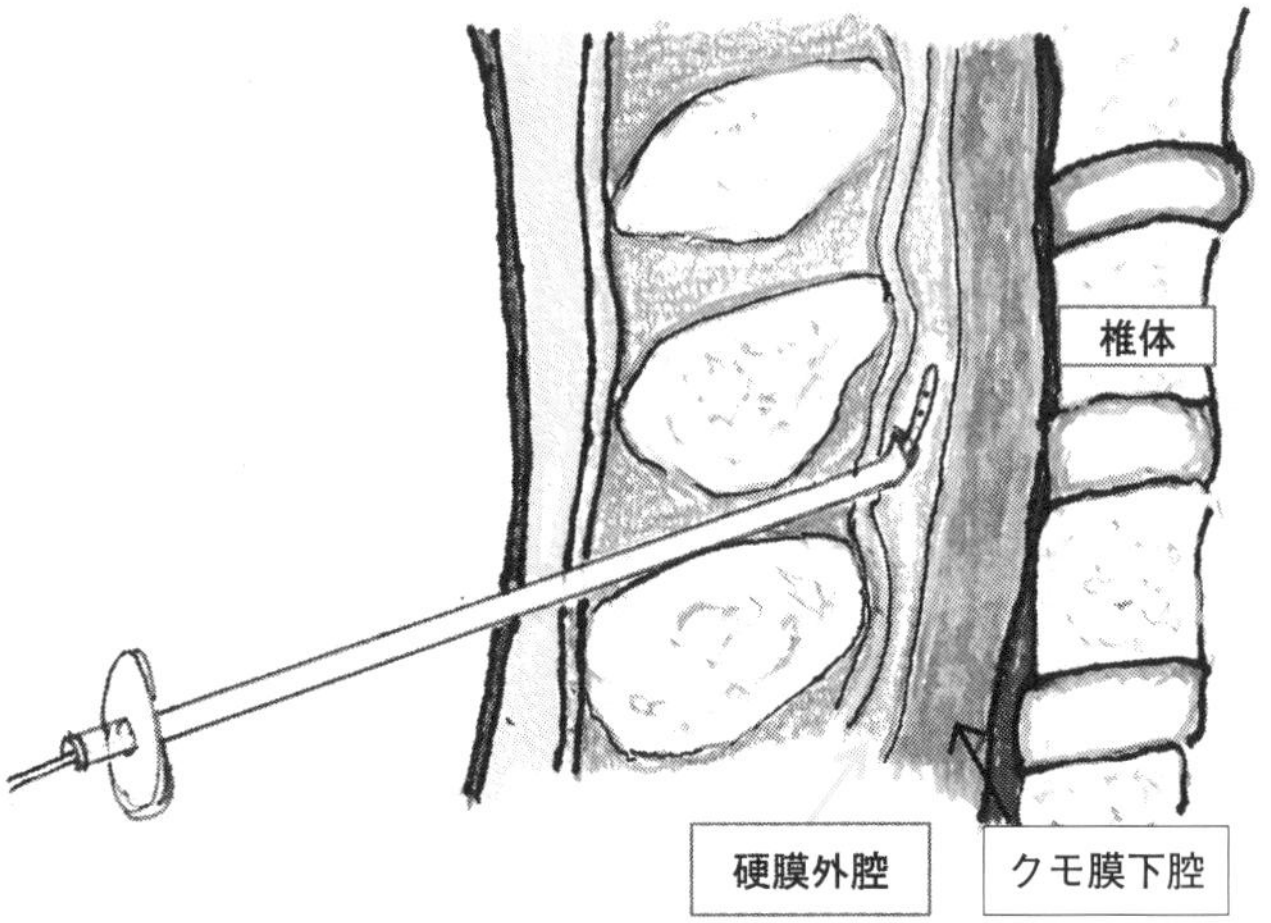

図19　硬膜外にカニューレ挿入

基本的に外科入局者は、研修期間中に6カ月の麻酔科研修を受け、腰椎麻酔、硬膜外麻酔、全身麻酔などの基本を学ぶ。当時はよほどのリスクがない限り、麻酔科の専門医に麻酔管理を依頼するのではなく自前で麻酔をかける。また、比較的リスクの高い患者さんには、しばしば硬膜外麻酔を選択した。脊髄クモ膜下麻酔（いわゆる腰椎麻酔）は、背骨と背骨の間から細い注射針でクモ膜下腔に局所麻酔薬を注入するのに対し、硬膜外麻酔は、脊髄クモ膜下麻酔よりはもう少し浅い所にある脊髄を覆っている硬膜という膜の外側に麻酔薬を注入する方法（**図19**）で、深く差しすぎると前述の脊髄クモ膜下麻酔になってしまうので、繊細なテクニックを要する。腰椎麻酔は麻酔薬を2 ml前後注入するのみなので、せいぜい1時間くらいの手術にしか用いられない。これに対し硬膜外麻酔は硬膜外腔にカニューレを留置するので必要に応じて麻酔薬を追加でき、長い手術にも施行できる。柳原は、麻酔科研修期間中にこの硬膜外麻酔をマスターしてしまった。

手術の前日にカニューレを留置しておいて、当日、手術開始前にそこから０・１２５％のマーカインを注入する。胆嚢摘出や結腸切除ぐらいなら、気管内挿管はせずに硬膜外麻酔だけで手術が可能だ。呼吸状態に注意が必要だが、患者さんは全身麻酔とは違って、意識があり、シラーッとしている。手術が終わったら、ここから薄めの局所麻酔薬とモルフィネ（麻薬）を注入しておけば、術後の鎮痛効果も十分であった。最初はあまり柳原の硬膜外麻酔技術をあてにしていなかった二人の先輩も、徐々に評価してくれるようになった。時々、外来担当している医長さんから呼ばれ、腰痛患者さんに、硬膜外注入を依頼されるようにまでなった。

地方病院外科生活も慣れてきたある日も、翌日の手術に備え硬膜外カニューレを挿入した。X線撮影による位置確認でも正中部にカニューレ先端があり、うまく留置できたと判断した。ところが翌日手術に臨んだところ、全く硬膜外麻酔が効いてこない。結局その日は全身麻酔に切り替えて手術を終えた。納得のいかない柳原は、硬膜外カニューレに造影剤を注入して位置確認を行った。やはり間違いなく硬膜外スペースに入っている。後日、大学の麻酔科指導医に造影X線写真を持参して、意見を求めた。

「先生、カニューレは硬膜外腔に間違いなく入っているでしょう」

指導医は写真を眺めながら「造影剤は何を使用したのか」と尋ねた。

「ウログラフィンです」と答えると、

「柳原君、二度とこの造影剤を使ってはいけないよ！」と忠告された。

聞くところによると、同じ造影剤を使って、患者さんが、けいれん発作を起こして重篤な後遺症に至った事例があったそうな……。もしもカニューレが硬膜外腔ではなくクモ膜下に入っていたら、柳原は若くして医師免許を返上しなければいけなかったかもしれない。無知というものは怖いものだ。

初めての医療行為を行う場合は、文献、使用ガイドラインを読み返し、適用禁忌、慎重投与などに該当しないことを必ず確認する。ウログラフィンは脊髄造影検査には禁忌となっている。

完全直腸脱（●1980年代）

ある時、掛布医長さんが「40歳代の女性に脱肛が見られるので、ミリガンモルガン手術（結紮切除術）をやろう」と言われ、脱出した内痔核を3カ所に分けて切除して手術を終えた。退院後の外来診察で、患者さんが「まだ出てくる」と言う。女性には申し訳なかったが、無理を言ってトイレに座って、腹圧をかけてもらった。

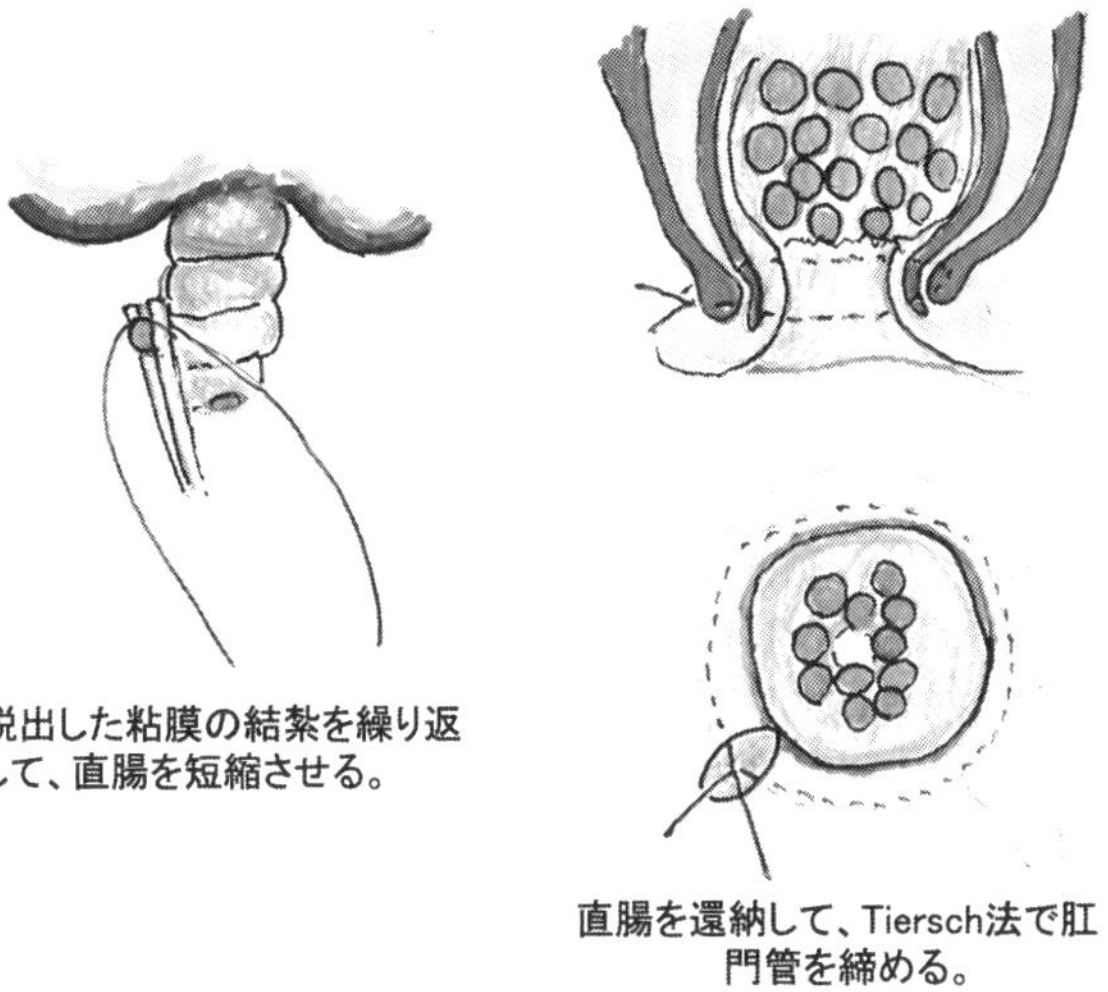

脱出した粘膜の結紮を繰り返して、直腸を短縮させる。
直腸を還納して、Tiersch法で肛門管を締める。

図20　Gant・三輪の直腸脱出

脱肛ではない、肛門から真っ赤な直腸が反転して脱出している。完全直腸脱だ‼どうする⁈　たるんだ直腸粘膜を結紮で縫い縮め、肛門をティールシュ法（**図20**）で閉めてわざと狭くするGant・三輪手術を行うか？　しかしそれでは逆に便が出なくなって大変なんじゃないのか？

　南海市立病院の柳原以外の二人の外科医も完全直腸脱の手術の経験がなかった。そこですでに退局して民間病院の院長をしている肛門専門の鬼塚先輩に手術を依頼してもよいか掛布医長に尋ねた。

　柳原は鬼塚先生に憧れて城北大学の第1外科に入ったようなもので、かねてから尊敬していた。しかし南海市立病院外科ナンバーツーの桑田先生が「大学に偉い吉良助教授がいるのに、辞めた医者に来てもらうなど、助教授に失礼じゃないか?!」という。さっそく吉良助教授に相談したところ「S状結腸を切って短くしたら?」と言う。そんな術式、教科書のどこにも書いていない。だってS状結腸は何も悪いことしていないじゃないか!

結局、慣れない文献検索を行った。そこで見つけた手術が、脱出直腸の後腹膜付着部位を剥離、頭側に挙上して、仙骨前面に固定し直す、開腹直腸固定術という手術であった。

二人の先輩の介助で、無事この手術をやり遂げられた。患者さんは、柳原よりも少し年上の独身で、手術前は恥ずかしい格好でつらい思いをさせたが、2回目の術後は再発もなく、長く柳原の外来に通院された。夏には、バーベキューセット、クリスマスには七面鳥のローストなど、たびたびプレゼントを頂き恐縮したものだ。

大学医局の先輩たちが経験していない手術でも、世界の医学論文を探せば見つかることもある。考えてみたら、30歳前の若輩医師が初めてリードした手術でもあった。

この経験が後になって、非常に役立つことになる。

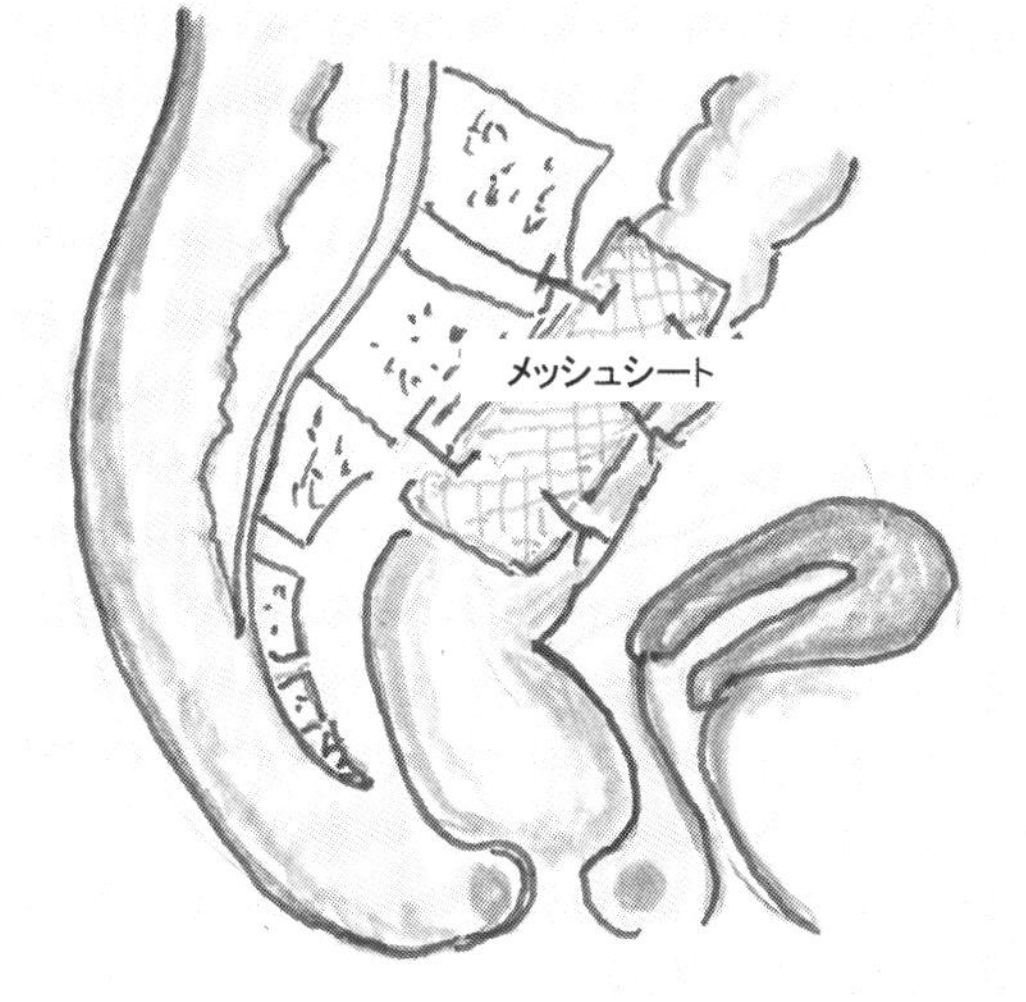

図21　Wells法

腹腔鏡下完全直腸脱修復術（●2000年代）

２００３年、関西中央病院に在籍した頃。86歳の完全直腸脱の患者さんに遭遇した。すでに多くの腹腔鏡下手術が保険適用となっていたが、腹腔鏡下直腸脱修復術はまだ保険適用となっていなかった。さりとて、86歳のおばあさんに開腹手術は侵襲《しんしゅう》（全身への負担）が大きすぎる。当時の上司と病院当局に了解を得、初めて腹腔鏡下完全直腸脱修復術を行った。具体的には先の開腹手術と同様、脱出する直腸を後腹膜から剥離し、挙上した直腸を、化学合成繊維のメッシュ（網状の布）で仙骨前面に固定する手術（laparoscopic ventral rectopexy, Wells法）（**図21**）だ。約3時間で無事手術が終了した。術後、86歳の患者さんが「うまいことできましたんやな?!」と、こてこての関西弁で喜んでくれた。手術は成功したが関西厚生局に問い合わせると、保険請求不可とのこと。すべて病院持ち出しとなってしまった。その後この腹腔鏡下直腸脱修復術が保険収載《しゅうさい》となり、何度か同じ手術を行う機会があった。柳原の完全直腸脱手術の最高齢患者は、98歳だ。

保険収載されていないということは、まだほとんど国内で実施されていない手術に成功したということ。こういう新しい手術に取り組んでいけることも、外科の醍醐味の一つだ。

穿孔性十二指腸潰瘍の緊急手術（●1980年代）

1980年当時は、舗装された国道があるとはいえ、南海市までは高速道路はまだ整備されておらず、救急患者はほとんど地元での対応となった。ある年末、恒例の外科忘年会が病院近くの料理屋で盛り上がっていた。その時、病院から緊急電話があり、近くの料理旅館に泊まりがけできていた中年の男性が、突然の腹痛で担ぎ込まれたとのこと。腹部X線撮影で遊離ガスを認め、穿孔性腹膜炎と診断。外科全員すでに少しアルコールが入っていたがやむを得ない。そのまま緊急手術に突入した。

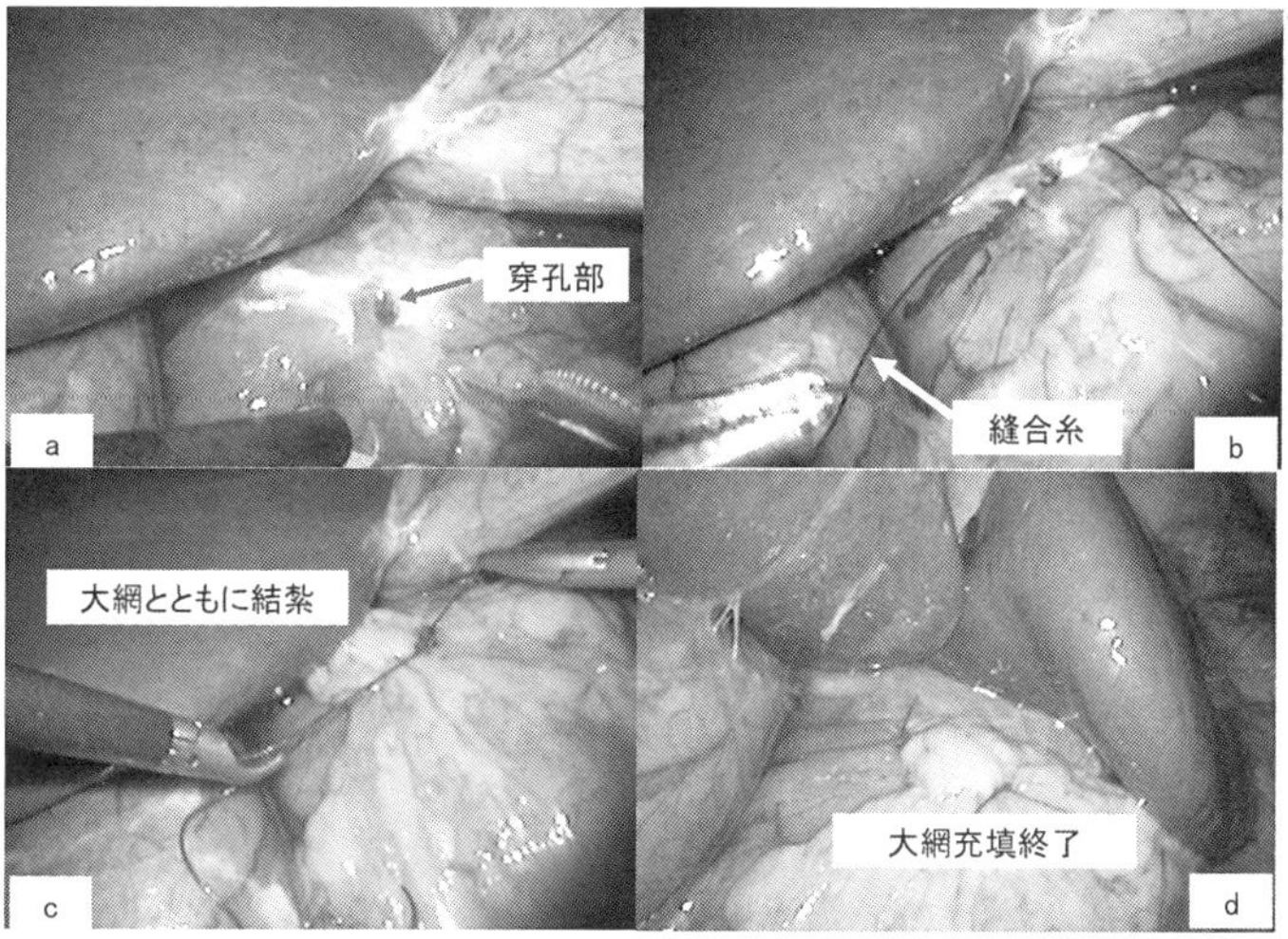

図22　穿孔性十二指腸潰瘍に対する腹腔鏡下大網充填術

　手術中外科チーム全員がほぼ無言で、いつになく無駄がなくスムーズに手術が完了した。手術術式は、腹腔内洗浄・幽門側広範囲切除Billroth I法再建・ドレナージであった。今だと許されない話だが、当時の交通事情を考えたら致しかたなかった面もある。

現在なら、穿孔後24時間以内、腹腔内貯留液が少量であれば、経鼻胃管留置による胃内圧減圧を行い、絶食とし、抗生剤とプロトンポンプ阻害剤を投与して、翌朝まで経過観察する。翌朝、腹膜炎症状が軽減しておれば、さらに保存的療法を継続する。この場合は2週間以上の入院が必要かもしれない。

　もしも翌日腹膜炎が改善していないようであれば、その時点で腹腔鏡下に十二指腸穿孔部に大網充填して縫合、固定し、十分な腹腔内洗浄を行い、ドレーンを留置する（図22、23）。3日後にはドレーンを抜去でき、経口水分を開始。術後7日〜10日で退院可能だろう。

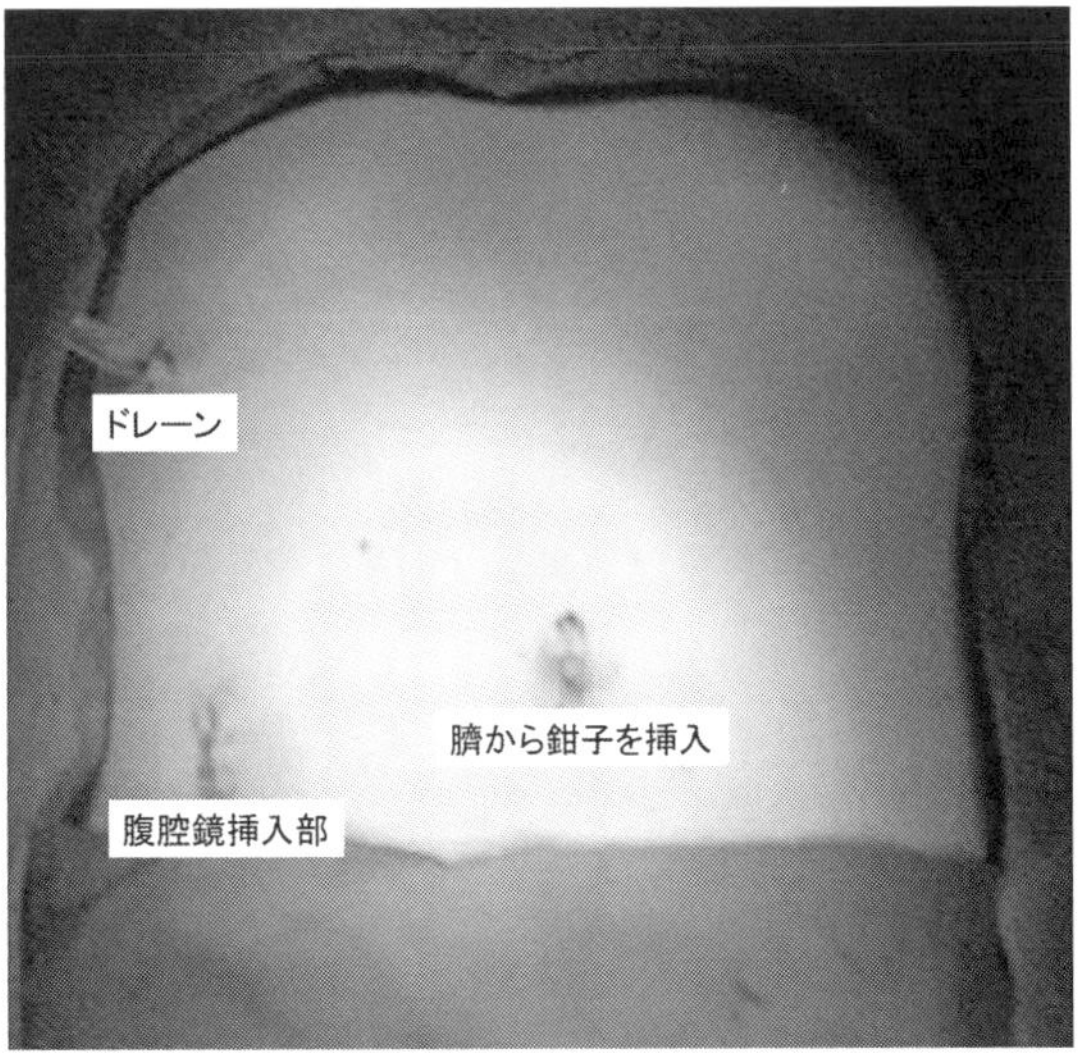

図23　腹腔鏡下大網充填術直後の創部

地方病院で行われる胃癌の手術
（●1980年代）

胃癌の治療法は常に日本がリードしてきた。柳原が研修医の頃は、日本全国で拡大手術（上腹部の総肝動脈、大動脈、など主たる血管をむき出しにして、胃の周りどころか上腹部のリンパ節、脂肪組織を根こそぎ切除してしまう手術、R_3郭《かく》清《せい》（RはRadicalty、根治度を示す）などといった拡大手術が普及しつつあった。とはいえ、3人チームの地方病院では、出血や術後合併症を心配して、往々にして縮小手術に終わることが多かった。

70歳代女性の胃癌手術。主治医柳原は、今日こそは予定通りの標準手術を完遂しようと、手術書をしっかり読み、手術に臨んだはずなのだが……。全身麻酔下に、腹部正中切開にて開腹して腹腔内を観察したところ、腹水なし、肝転移なし、ダグラス窩《か》の転移なし、腫瘍は漿膜面に露出するも、膵あるいは後腹膜への浸潤《しんじゅん》なし。胃周囲リンパ節がわずかに腫大している。胃癌取り扱い規約による肉眼的進行度は、$H_0P_0S_2$（T_2）N_1（癌は漿膜に露出して、胃周囲の1群リンパ節には転移は否定できないが、肝転移や腹膜転移は見られない）状態だ。

主治医はこれは標準手術を行えば根治手術ができると考えた。ところが掛布医長が「柳原君、このクランケは何歳だったたっけ？」と尋ねる。「70歳です」と答えると、医長は「僕はかねがね、高齢者に対する過剰なリンパ節郭清は、侵襲が大きく免疫力を低下させて、メリットが少ないと考えているんでね！」という。この時点で手術術式はR_1郭清（胃周囲のリンパ節のみ胃と一緒に摘出する、現在のほぼD_1という縮小手術）に変わった。関連病院では極力術後合併症を回避して患者さんにご迷惑をかけないという、医長さんの気持ちも分かるが、若い柳原にとってはこんな欲求不満の日々が3年も続いたのである。

その後、胃癌の内視鏡的治療で学位を取得し、腹腔鏡下胃切除の開発に関わるなど、柳原本人も知る由もなかった。

ＨＦＣＵ（超高周波凝固装置）との出会い（◉１９８０年代）

時はさかのぼって、研修医1年目の夏。研修医主催恒例のキャンプが開かれた。研修医6人が盛り上げるはずであったが、一人足りない。平山君は、のちに柳原の指導医となる財前先生の実験旅行に借り出されていたそうだ。そこで行われた実験が、ＨＦＣＵの基礎実験であったことを、財前先生から聞かされた。

その年の暮れであったと記憶するが、財前博士は世界で初めて、ＨＦＣＵを用いた膵癌手術に成功した。平山君の次に財前先生のペアになったのが、友人の新庄君。彼に誘われるがままに、柳原も財前先生率いるグループの一員となった。新庄君には、大学病院の当直の際の重症回診における心得からつまみの調達法まで、さまざまな財前先生対処法を教わった。夜9時の重症回診が終わると、夜な夜な財前先生の人生論にお付き合いする。そういえば財前先生のカラオケの十八番は、吉田拓郎の「我が良き友よ」だった。

南海市立病院に勤務した3年間は、火曜日は研究日と称し、大学病院で、午前中は内視鏡の研修、午後は研究の準備など、結構真面目に将来のことを考えて行動していたものだ。午後の研修は、17時で終わるわけではなく、しばしば夜中まで続いたり、その会場が、夜の街に移動したりする。大学から、南海市立病院の官舎まで車で40～50分かかる。ある夜も研究グループで盛り上がり、街に繰り出し、そのまま車で帰って、妻の逆鱗に触れた。「もう絶対に、飲酒運転はやめて‼」と。そういえば当時、ある医師が飲酒運転で人身事故を起こしてしまったことがニュースになっていた。

南海市立病院から帰局する頃には、柳原はＨＦＣＵの内視鏡的治療への応用に関する研究テーマを、新庄君からおすそ分けして頂いていた。

１９８０年代の手術装置といえば、電気メス（高周波電流）くらいしかなく、肝臓や膵臓の実質臓器の止血切離は極めて困難だった。そんな中、YAG-Laserやマイクロ波組織凝固装置、超音波吸引装置、ＨＦＣＵなどの手術装置が次々と開発され、肝、胆、膵の外科手術が飛躍的に向上した。

南海市立病院の臨床以外の思い出

南海市は海・山の幸と春・夏の甲子園で全国制覇をした南海義塾高校で有名なところだ。南海市立病院の薬局には全国制覇した紀藤監督とそっくりなお兄さんがいて、やはり南海義塾高校の野球部出身とのこと。他にも全国制覇した時のメンバーのお姉さんや親戚が大勢いて、当然のことながら、病院のソフトボールチームも半端なく強かった。その病院の4番バッターとして病院対抗ソフトボール大会に出場して、優勝したのは楽しい思い出だ。

第３章 大学医局に帰局

足の裏の飯粒。学位のことをこんな風に喩える。医学博士号は、取らなくても医者はできるが、取らないと気持ちが悪い。そういう意味だ。研修期間中に結婚して教授に仲人を依頼した新庄君と江川君は、教授のお墨付きで大学院に進み、もう１人の大西君も基礎医学の研究室に助手として採用され、すでに研究生活を開始していた。自宅経営のことが気にはなったが、２～３年で目途をつける覚悟で１９８４年４月に助手として大学病院に戻った。

難治性腹水（●1980年代）

先にも述べたが胃癌手術は拡大手術がある意味標準となりつつあり、当時の執刀医たちは、門脈周囲リンパ節（NO12P）や大動脈周囲リンパ節（NO16）などの郭清に果敢に挑んだ。リンパの流れは血流とは異なり、腹腔内リンパ節から、縦郭内の胸管に流れ鎖骨下静脈に流入する。

血管の損傷は赤い出血として視認され、止血操作で出血はコントロールできる。しかし、リンパ液はほぼ透明で視認しにくい。リンパ節郭清の結果、多くのリンパ管が損傷され、乳糜漏《にゅうびろう》に起因する術後の難治性腹水がしばしば見られた。

後輩から引き継いだ患者さんも術後1カ月以上難治性腹水で苦しんでいた。利尿剤の効果は乏しく、2日に1回程度の腹水穿刺を繰り返していた。柳原が交代して初めての腹水穿刺時、定石通り、穿刺部位に21Gの細い針で局所麻酔を行ってから18Gの針（輸血用の太い針）で穿刺した。患者さんは「こんなに楽にしてもらったのは、初めてです。ありがとうございました」と感謝してくれた。よく聞いてみると、前の担当医の場合は局所麻酔なしで、いきなり太い針で穿刺していたようだ。2日に1回、1～2lの腹水を除去するとなると、それなりの体液電解質バランスを考え、細胞外液や凍結血漿《とうけつけっしょう》による体液の補充が必要となる。当然このことは考慮に入れ、その都度補正を心がけていたが、ある日の電解質検査で血中カリウムが8meq／l近くまで上昇していた（正常は3・5～5meq／l）。採血時溶血を起こすとカリウムが高値に出るが、そんなこともなかった。高カリウム血症の治療法としてGIK（グルコース・インスリン）療法、透析、などが考えられるが、カリメートの注腸をマニュアル通り行い補正した。そして難治性腹水と腎機能障害の状態を執刀医に報告したところ、乳糜漏を止める手術を準備しろと言われた。というか、「自分が執刀した患者が難治性腹水で苦しんでいるんだから、手術に参加していない主治医に丸投げしないで、ちゃんと自分で解決しろよ！」と、柳原は内心そう思った。

手術前日、予定通り下剤その他の術前処置の指示を行い、帰宅した。ところが夜10時頃「患者さんが腹痛で苦しんでいる」との連絡を受け、病院に駆けつけた。患者さんは顔面蒼白、腹部は緊満状態で経鼻胃管などで腸管の減圧を試みたが、効果なし。やむを得ず腹水穿刺を行い、減圧した。そして明け方腸閉塞に対する緊急手術を行った。小腸のうっ血状態が目立ち、小腸の広範切除を行った。硬化した糞便による虚血性腸閉塞であった。カリメートは腸閉塞の患者さんには禁忌になっていたが、術前明らかな腸閉塞の兆候は認められなかった。また、カリメートの注腸はマニュアル通り行ったし、注腸してから数日が経過していた。しかし、腹部膨満のため食事が進まず、何日も排便がなかったことを考慮していなかった。

前任の主治医からは申し送りがなかったが、この患者さんは手術前からいろいろなトラブルに巻き込まれたようだ。上部内視鏡を飲み込んだ後、機器の不備が判明して、もう一度別の内視鏡を挿入されたとか、X線検査の途中で停電になって、2月の寒い中、検査衣1枚でしばらく検査台で放置されたとか……。医局員全員の冷ややかな目が柳原に注がれた。柳原は思わず心の中で「ちょっと待った」と抗議していた。「みんな私の処置が原因だと思ったようだが、そもそも私は前の担当医から引き継いだだけで手術には参加していない」

さすがに弁明しようかと考えたが、今は目の前の患者さんを助けることが最優先なので無視した。もともと自分のことをあれこれ言うのは苦手で、その場にいた医局員は柳原を未熟な若造と思っている者ばかり。正直、説明するのも面倒臭かったというのが本音だ。

柳原が参加していない初回手術所見によると、病変は前庭部の1・5㎝の分化型粘膜内癌、リンパ節転移なし。今なら、ＥＭＲ[※8]（内視鏡的粘膜切除術）やＥＳＤ（内視鏡的粘膜下層剥離術）という内視鏡治療で30分で切除できる……。執刀医は、このかわいい病変に、無謀にも拡大リンパ節郭清R_3を行ったのだ。そんな執刀医は柳原を責めることはあっても、柳原の主張には懐疑的であった。南教授は、外科チーム全体の責任だと締めくくった。しかし主治医としたら、半人前扱いされた気分で、とたんにやる気が失せたのは事実だ。

乳糜腹水の手術は術前にバターなどを経口投与しておいて、リンパ流を目視しやすくして徹底的に結紮を繰り返すのだそうだ。執刀医は、再手術を決断したが、勝算はあったのだろうか？柳原は、その後、食道外科を担当して、乳糜が胸腔内に漏れる、乳糜胸を経験したことがある。これは縦隔内で胸管を損傷することで生じる。再手術により乳糜漏を発見して結紮して事なきを得た。

PVシャント（Peritoneum-Venous shunt　デンバーシャント）

乳糜腹水以外に、肝硬変に伴う門脈圧更新に伴う腹水や癌性腹水などが、難治性腹水の原因になり得る。21世紀になって、腹腔内と上大静脈をつなぐシャントを造設したことがある。アルコール依存症による非代償性肝硬変に伴う難治性腹水の患者さんだ。局所麻酔下に腹腔内にカテーテルを

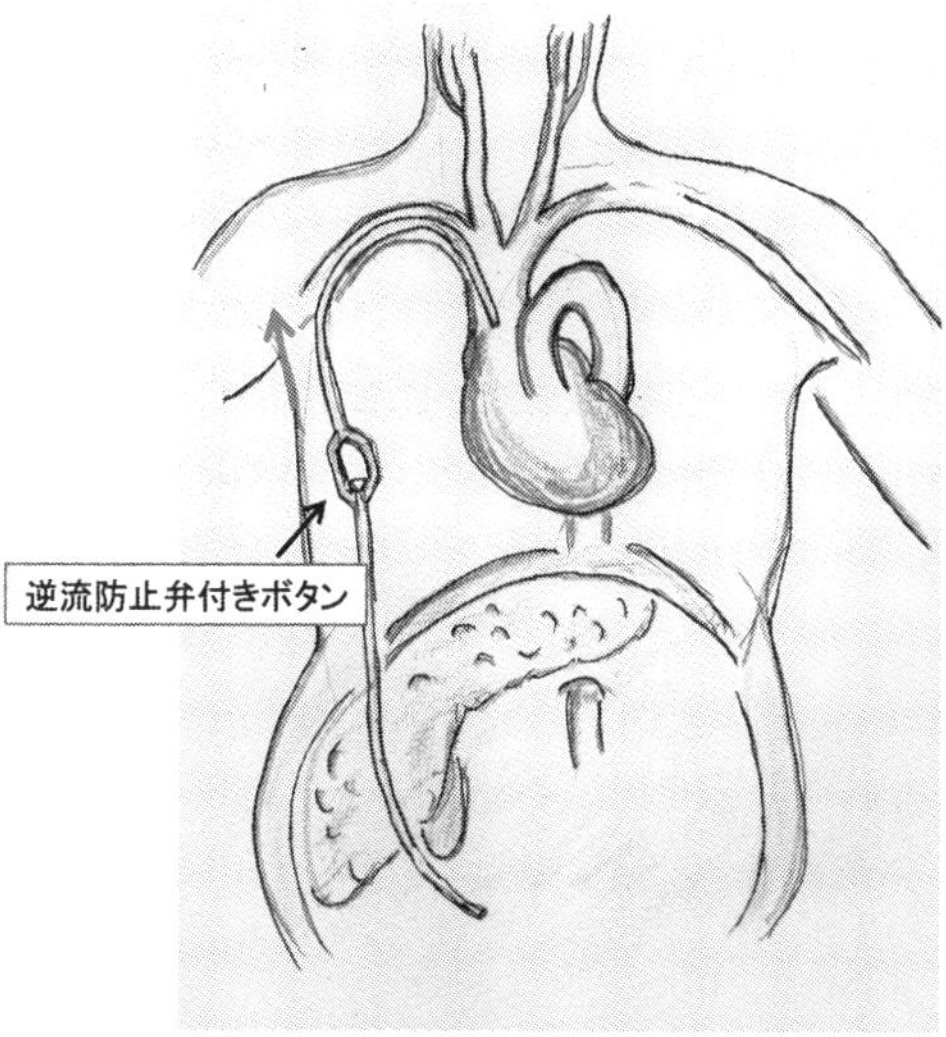

図24　デンバーシャント

留置し、逆流防止弁につないだルートを、皮下トンネルを通して、反対側の先端を鎖骨下静脈から上大静脈に留置する。季肋下あたりに逆流防止弁付きポンプを皮下ポケットを作り固定する（**図24**）。時々このポンプを押して、カテーテルの閉塞を防止する。

腹腔内圧減圧効果は劇的であった。

※8　ＥＭＲとＥＳＤ：ＥＭＲ（内視鏡的粘膜切除術）は、癌病巣の粘膜下に生理食塩水などを注入して粘膜を膨隆させ、癌病巣を含んだ粘膜をスネアという電極で把持して一気に切除する方法（**図25**）。ＥＳＤ（内視鏡的粘膜下層剥離術）はＥＭＲと同じように薬剤を粘膜下に注入して、癌病巣の下の粘膜下層を電気メスで剥離していく方法。ＥＳＤのほうが大きな組織が切除できる（**図26**）。

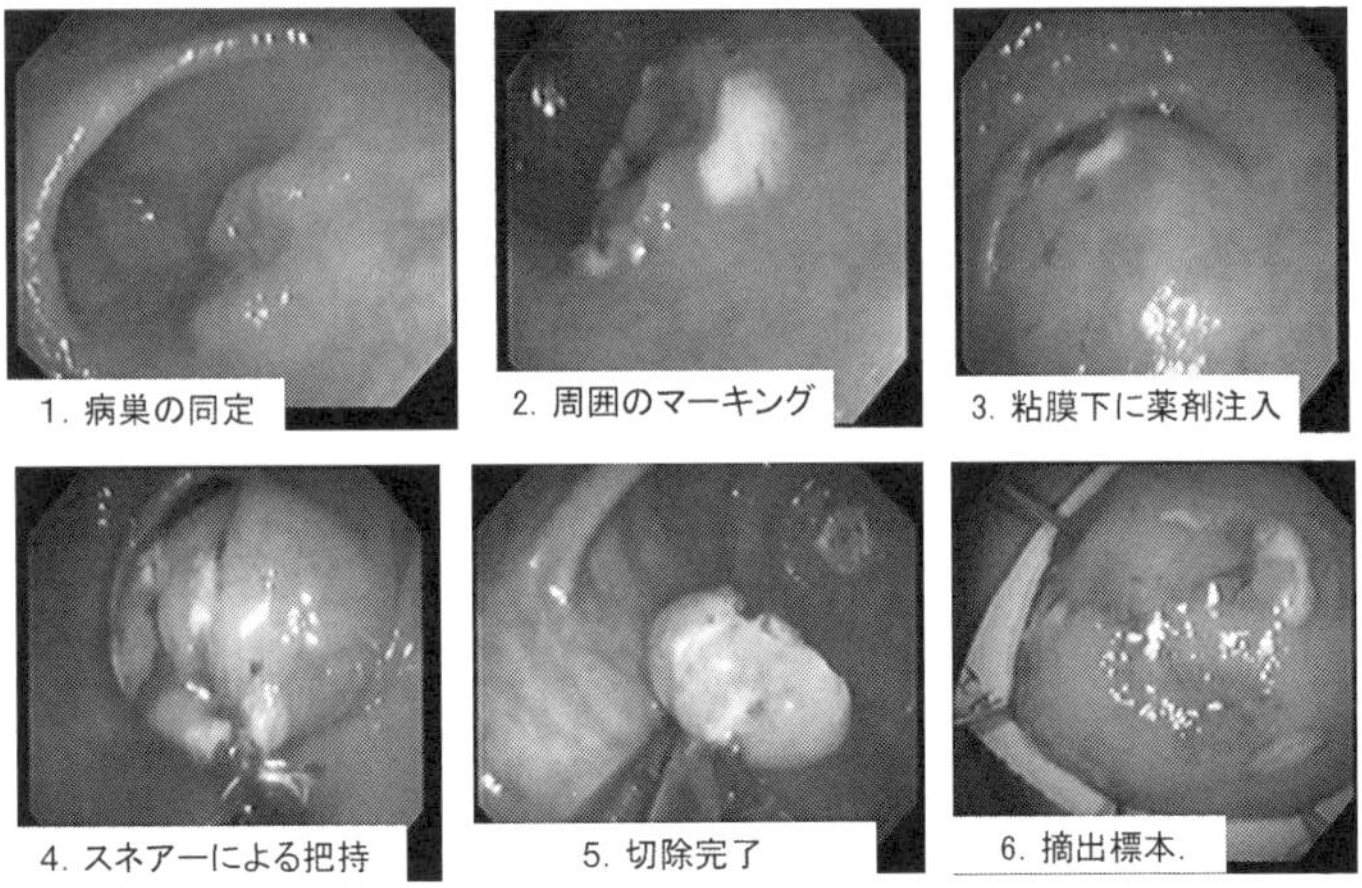

図25　EMRの手順

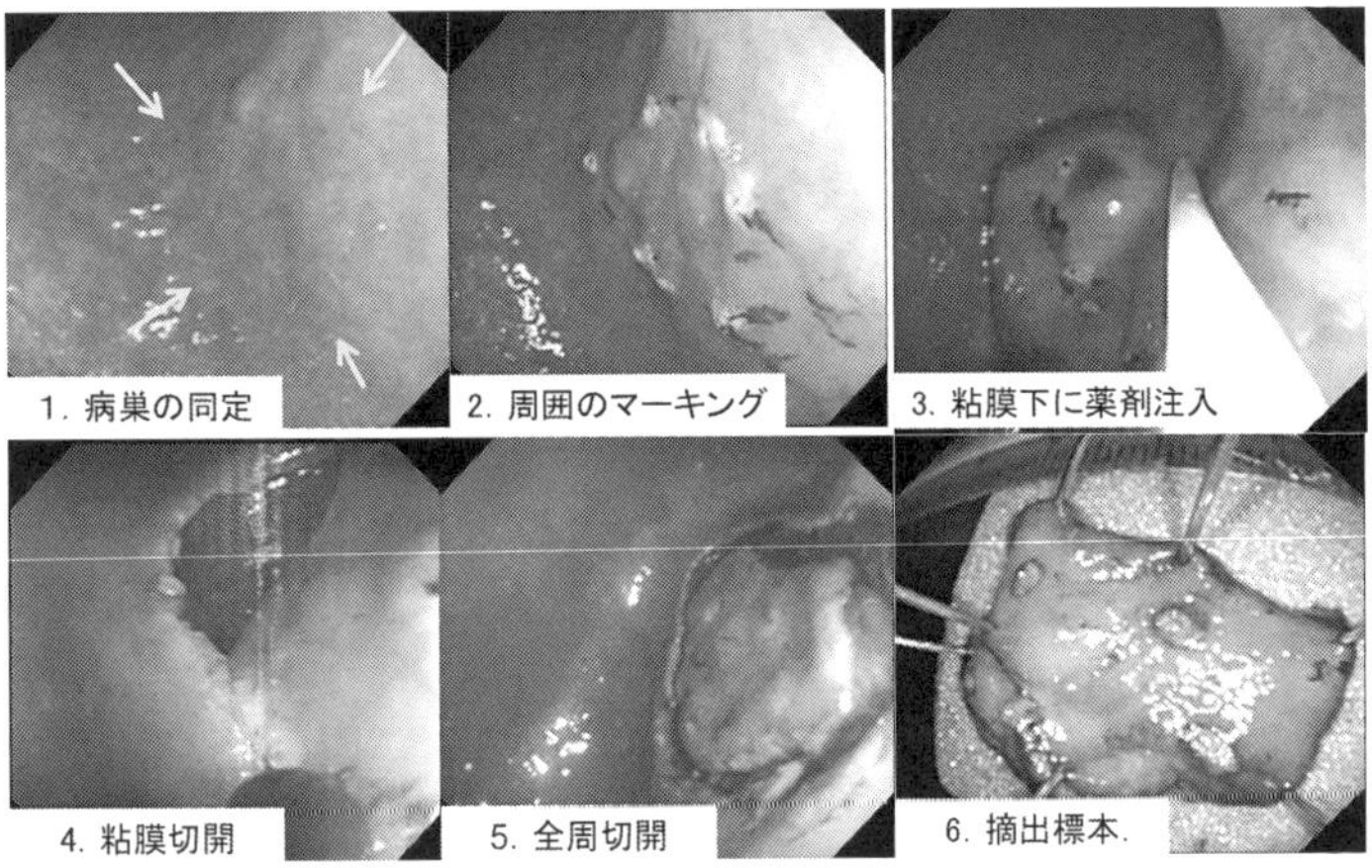

図26　ESDの手順

ＨＦＣＵの臨床応用（●１９８０年代）

先にも述べたごとく、膵手術の成功以来、財前博士は積極的にＨＦＣＵの臨床応用を試みた。膵切除、肝切除、腫瘍凝固、脾臓摘出、内視鏡的治療、結石破砕など、ありとあらゆる消化器外科分野への応用が行われた。この臨床応用にあたり、各種臓器に対するＨＦＣＵの影響の基礎実験を行ったのが、柳原の同僚、新庄君であった。柳原は、そのうちの内視鏡的治療への応用を任された。

最初のターゲットは内視鏡的止血であった。当時内視鏡治療の止血成績は90％以上の成功率と騒がれていた。YAG-Laser、六端子バイポーラー、マイクロ波、99％アルコールの局注、高張a-Epinephrine液局注などあり、それに肩を並べるべく症例を重ねた。ところが実際に緊急止血の要請がある時は、すでに内科でありとあらゆる治療が試みられてからのことが多く、最初はなかなか成績は上がらなかった。しかし次第に手順が定まり、度胸も据わり、症例を重ね、その臨床成績を論文発表し、内視鏡的止血法の一角を担うようになった。

消化管狭窄の治療にも応用した。当時、胃全摘後の食道空腸吻合法の主体はすでに機械吻合であったが、これがしばしば術後狭窄を起こす。また、食道癌の食道・胃管頸部吻合も時に縫合不全を生じ、その場合、十中八九吻合部狭窄となる。この狭窄部の１カ所を少し凝固するだけで、見事に狭窄が改善した。また、研究チームの中にＨＦＣＵによる、悪性腫瘍に対する抗腫瘍効果の可能性を研究するメンバーがおり、それとの兼ね合いで、切除困難な食道癌や噴門癌の狭窄解除にも応用して、一定の効果が得られた。しかし、胸部食道癌の場合、腫瘍が残存しているので2週間もすれば腫瘍が元通り大きくなって、すぐに食道が詰まってしまう。詰まったらまた凝固を追加、と堂々巡りで、最終的に気管や大動脈に浸潤（転移）した部位が破綻して、あっという間に絶命するという悲惨な結果になった患者さんもいた。そういうこともあってか、この分野は、徐々に留置ステントに移行していった。

また、今では、ＥＭＲやＥＳＤで切除できる2㎠程度の小さな胃癌、大腸癌もＨＦＣＵの良い適応であった。

教授代行の報告（1980年代）

1984年のある日、帝都大学の外科同門会主催の研究会で、「消化管出血の治療法」という主題で講演会が開催されることになった。帝都大学外科のある意味、分家であった我が城北大学第1外科学教室にも声がかかり、柳原が、南教授の代理でＨＦＣＵの治療成績を報告することになった。南教授が「今回は止血が主題だけど、胃癌の内視鏡治療成績も報告してきなさい」と言ってくれたので、本番では止血成績の報告の後、「手術の困難な早期胃癌の患者さんもこの治療法を行っています。今のところ再発はなく、経過順調です」と、追加した。

　質疑応答に入るや否や、当時肝臓外科では日本で５本の指に入るという大外科医がやおら立ち上がり、「貴様、外科医として本気でそんなことやっているのか？　癌を中途半端にいじったらどんなことになるか知らないのか?!」と、逆鱗に触れた。柳原は「ですから手術が難しい患者さんに限定して行っているのですが……」と弁解したが、ここでも、皆の視線を冷ややかに感じた。大学の医局に戻って、黙っておればいいのに、この話を南教授にしたら、「だから、わしは行かせたくなかったんだ！　奴らは嫉妬しているんだ」と、またまた教授の怒りが大爆発した。しかし、次の週から帝都大学外科に入局した城北大学の後輩が内視鏡を見学に来た。また後日、帝都大学の外科関連施設に招聘され、切除不能直腸癌のＨＦＣＵの治療手技を披露させてもらった。

　数年経って、肝臓外科の大先生と面談することがあって、前に叱られたことを打ち明けたが、大先生は「そんなことがあったかな？」とうそぶいた。

　帝都大学の研究会での発表が済んで数日後、財前博士から、「今までのデータをまとめて持ってきなさい」と言われ、すべて手渡した。約1年後、南教授から「財前君の論文が、有名英文誌に採用された」ことが披露された。

初めてのシンポジスト（1980年代）

柳原の参加する学会は、日本外科学会、日本消化器外科学会、日本臨床外科学会、日本消化器内視鏡学会、日本内視鏡外科学会、日本癌治療学会、などで、これらの傘下の地方会、さらには国際学会と、考えてみたらほとんど毎週のようにどこかで学術集会が開かれていた。帝都大学での発表の数カ月後、内視鏡に関連する中日本地方会で、消化器内視鏡治療が主題でシンポジウムが開催されることになった。柳原はまだ研修期間を終えて間もなかったので、同じグループの西山先生が演者として指名された。ということで、まとめたデータを、今度は西山先生に手渡すことになった。ところが、この西山先生、本番の直前に、急性肝炎で緊急入院した。そして土壇場で柳原がピンチヒッターとなった。

当日、会場で事情を報告して、柳原の発表が認められた。内容は自分がまとめていたので、口演は難なくこなした。次は壇上でディスカッションの開始だ。見ると、座長、演者の席の前の垂れ幕には達筆な筆書きで名前が書かれていた。柳原の席はというと、油性ペンの手書きで、紙までくしゃくしゃに見えて、何だか貧素だった。そんなことより、質問がこちらに回ってこないように必死で祈った。幸い、皆の発表時間が超過したため、討論時間がほとんどなく、その道の大家といわれる先生の総括発言で幕を閉じた。YAG-Laser.PDT（光化学治療）、六端子バイポーラ、マイクロ波、エタノール局注、等々それぞれにエキスパートが発表しており、彼らとはその後長きにわたり壇上でバトルを繰り返すことになった。

結石破砕（1980年代）

ＨＦＣＵの内視鏡治療への応用として、変わり種は結石破砕である。「あんなもので石が割れるの？」と誰もが疑ったのだが、肝内結石の患者さんが多い東北地方の青森医科大学から多数の症例が報告されていた。

柳原の初めての経験は、胃石（Bezoar）であった。比較的柔らかいが、髪の毛などが絡み、粘調で、生検鉗子では容易にはつぶれない。クルミ大以上に大きなものが多く、これが胃潰瘍や通過障害の原因になる。内視鏡観察下に、超高周波（ＨＦ）を発信しながら電極を結石の中心に突き刺すと、ぱっくりと２分割された。４分割、８分割と小分けにして、大部分をスネア鉗子で回収した。これに味を占めた柳原たちは、肝内結石にも挑戦した。肝内結石は、胆管狭窄が原因で、この末梢に多数の結石を形成する。経皮的に病側胆管を穿刺して、ドレナージチューブを留置（経皮的胆管ドレナージ、ＰＴＣＤ）する。これを約７㎜の胆道鏡が挿入できるくらいまで、拡張して、そこから内視鏡下に結石破砕を始める。胃石では、比較的胃袋が大きいのでいろんな角度から攻められるが、胆管は管腔が狭く、かつさまざまに彎曲する。当然のことながら、鉛でできた放射線防護服を着て、X線透視下に位置確認をしながらの作業になる。1回3時間以上、防護服の重さに耐えながら、1カ月以上かけてすべての結石を除去したことがある。一緒に手伝ってくれた、主治医の下山先生の根気強さには頭が下がった。遠い昔とはいえ、お疲れさまでした。

術中大量出血（●1980年代）

50代の男性が、肝内結石の発作によりたびたび発熱を繰り返していた。胆管造影では肝左葉全体に結石が充満しており、肝内結石に対し、肝左葉切除術の適応となった。

開腹して肝臓全体を露出したのち、術中超音波断層撮影を行った直後、執刀医が「左葉切除から拡大左葉切除」に切り替えるという。主治医の柳原は「ちょっと待ってください。術前検討会では左葉切除で十分だということだったじゃないですか？　今になって術式を変更するのはいかがでしょうか？」と反論した。しかし、執刀医は問答無用とばかりに、肝内側区域から右側に切除ラインを置き、肝実質の切開を始めたとたん、突然出血が生じ、あれよあれよという間に7、000mlの大出血となった。執刀医が「もう駄目だ……」と小声でつぶやく。柳原は「エーッ、そんなー」と思いながらも、必死に術野展開を行う。そこに最強の前立ちといわれる、石上筆頭助手が場の空気を読んでか、ガウンを着て執刀医の対側に立った。するとたくみなアシストで、徐々に出血の勢いが弱まり、何とか止血することができた。肝内側部から右側は、門脈と肝動脈そして中肝静脈が複雑に入り込み、このどれかを不用意に損傷すると出血点が見分けにくく、大出血につながりやすい。恥ずかしながら、わが肝臓外科チームは、この頃はまだHFCUに頼りすぎて、コントロールメソッド(※9)がちゃんと定着していなかった。

その後、よく分からないまま、言われるがまま、なぜか直径5㎜程の総胆管にT-tube(※10)が留置された。手術は約11時間もかかった。

患者さんは術後4~5日を経過しても解熱せず、柳原は肝切除を行った後の死腔内《しくうない》の膿瘍形成を疑い、石上医師とともに、超音波下に穿刺を試みるも、排液はなかった。

その夜が大変だった。当直の鮎川先生から連絡があり、肝内結石術後の患者さんが頻脈で、呼吸困難を訴えているとのことであった。胸部単純X線撮影では、右肺が真っ白になっていた。血胸だ。経皮的ドレナージの際に、横隔膜動脈か肋間動脈を損傷してしまったようだ。鮎川先輩のリードで、初めての胸腔ドレナージを行ったところ約2、000mlの血液が吸引された。

呼吸困難は改善したが、これを境にT-tubeからの胆汁排出がゼロになり、徐々に黄疸が進んだ。肝不全として、血漿交換を行い、一進一退を繰り返した。

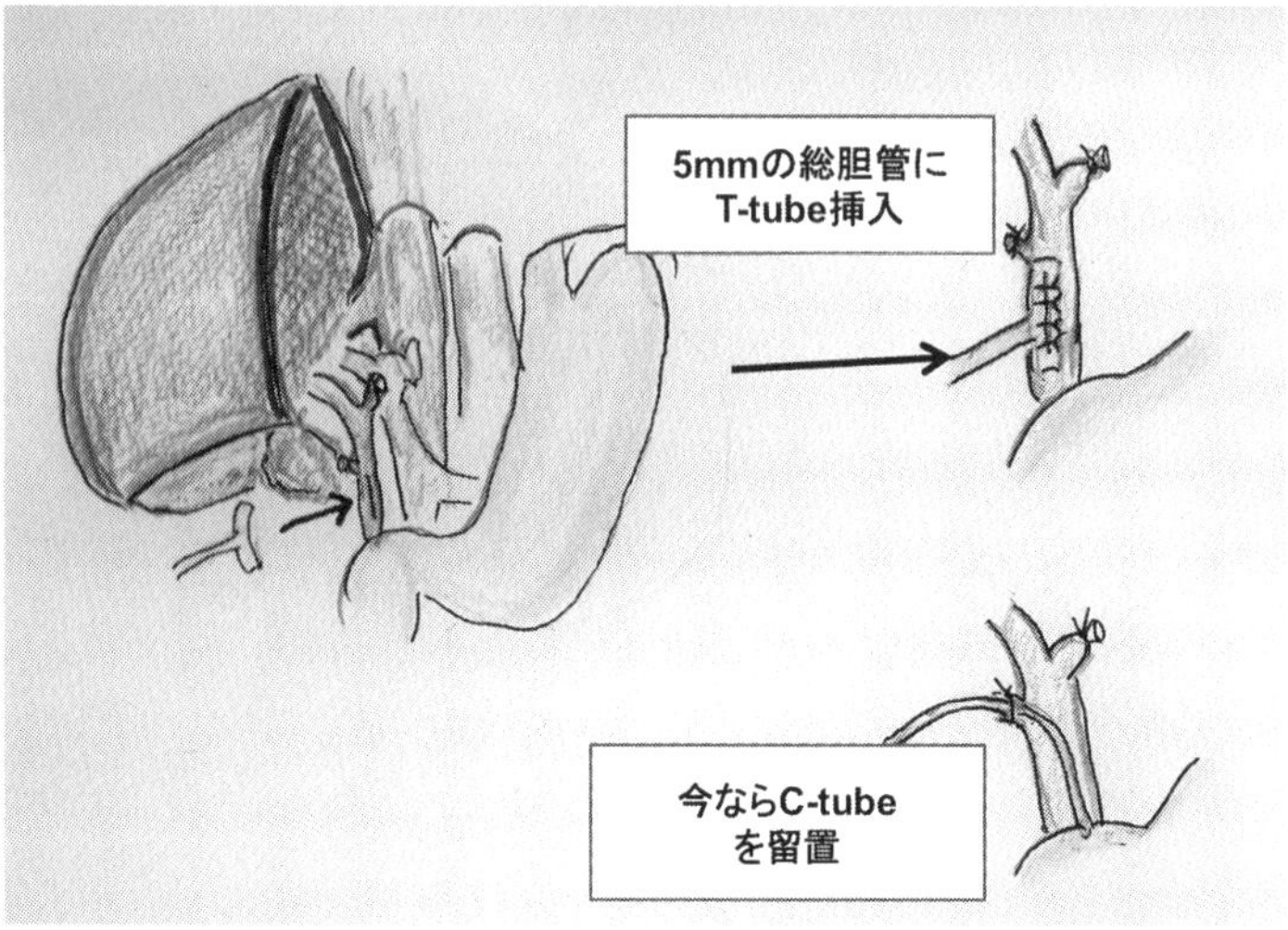
5mmの総胆管に
T-tube挿入
今ならC-tube
を留置
図27　肝内結石に対する拡大左葉切除術

柳原が執刀を任されるようになって気づいたこと。術中の反論は控えるべし！
しかし、出血はしょうがないとしても、
どうしてC-tube（胆嚢管内チューブ）ではなく、T-tubeだったのか？（**図27**）
術後黄疸が遷延したときにどうして誰からも、再手術を提案しなかったのか？
当時、主治医は32歳、執刀医は38歳……。

※9　コントロールメソッド：肝臓に流入する動脈及び門脈にテーピングを行い、切開に際しターニケットで切除領域の血流を遮断して出血をコントロールする手技。

※10　T-tube：総胆管結石などの手術で、総胆管を切開して結石を取り出した後、総胆管の瘢痕狭窄を防止するためにステント目的にT型に形成したチューブを総胆管に留置する。総胆管結石の場合、総胆管が２㎝程度に拡張しているので、

T-tube の留置は比較的容易。細い胆管の減圧にはC-tubeやＥＲＢＤ（内視鏡的逆行性胆汁ドレナージ）が行われるのが一般的である。

皮下気腫（●1980年代）

皮下気腫は、食道、胃、十二指腸などの消化管が穿孔して、そこから空気が皮下に浸透してくることで生じる現象である。

先輩から引き継いだ胃全摘術後５年経過した60代の男性の患者さんが、突然嚥下困難を発症して、水も飲めないということで来院した。理学的に異常を認めず、胸部レントゲンでも異常陰影はなかった。胃全摘後なので、胃・空腸吻合部に食物が詰まったのかもしれないので、内視鏡で観察が必要と考えた。柳原は外来診察中であったので、内視鏡担当の後輩に内視鏡検査を依頼したが、拒否された。そこでとりあえず入院してもらい、翌日、自分でX線透視下に内視鏡を施行することとした。

内視鏡を挿入して、送気ボタンを押したところ、「ギャー」という奇声を上げ、強く胸痛を訴えた。患者さんの顔を見ると、やせていた顔が何だかふっくらしている。縦郭気腫に伴う皮下気腫だ。

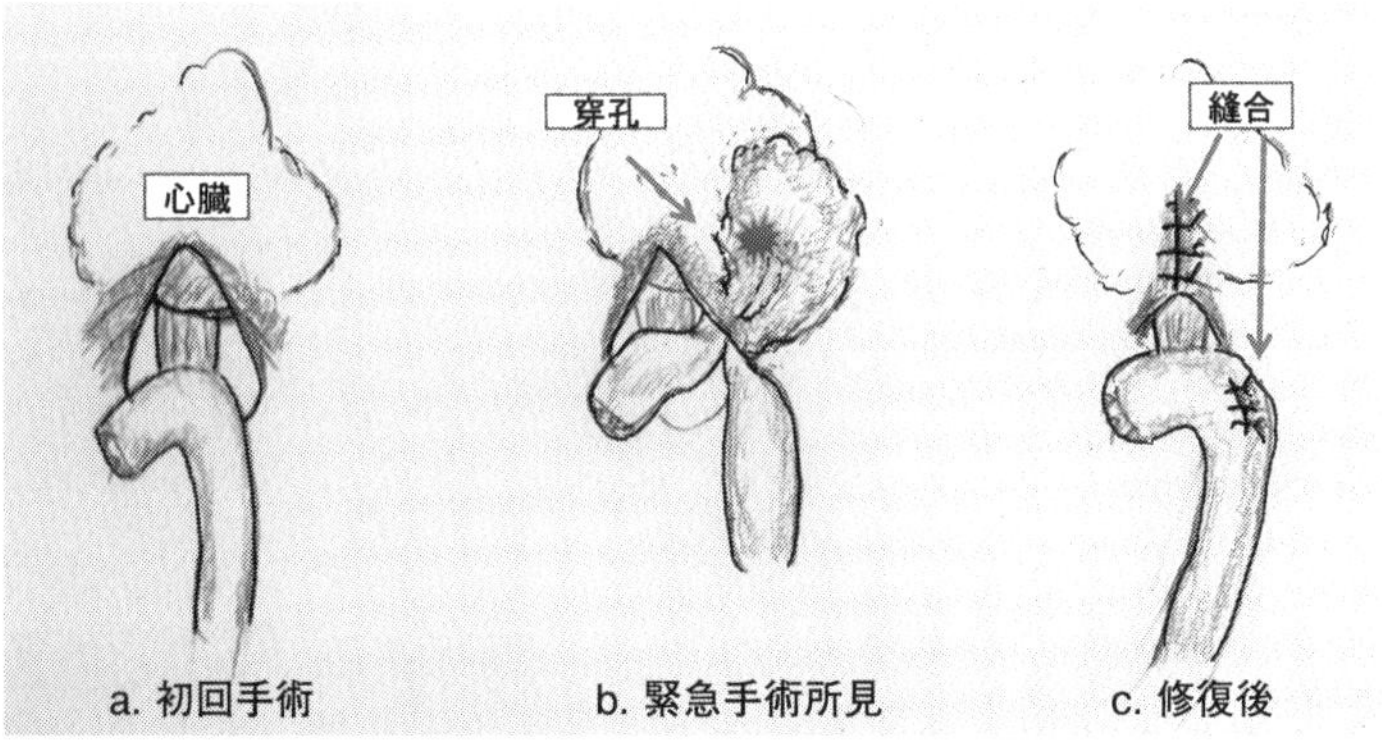

図28　胃全摘後挙上空腸の縦郭内穿孔

内視鏡の挿入が原因で食道穿孔を起こしたと考えたのか、南教授に「何で内視鏡なんかしたんだ！」とひどく叱られた。当時、まだ手軽にCTは取れなかったが、胸腹部CTあるいはガストログラフィンによる消化管造影を行っておけば、先に原因が解明できたかもしれない。

前回手術の執刀医が財前講師であったので、今回の緊急手術も同じ執刀医となった。

術中所見：前回胃全摘後の再建法は、食道空腸Roux en Y吻合であったが、その挙上空腸が、開大した食道裂孔の間隙から縦郭内に脱出し、嵌頓《かんとん》壊死《えし》を来していた（**図28－b**）。

食道裂孔を前方に切開して、嵌頓腸管を整復、穿孔部を修復して食道裂孔を縫縮《ほうしゅく》して、挙上空腸の一部を食道裂孔に縫合固定して手術を終了した（**図28－c**）。

内視鏡をした柳原が悪かったのか？　しかしそのまま放置しておれば、嵌頓腸管が自然破裂して、縦郭内に腸管内容が流出して縦郭炎を併発したことは間違いない。あるいは、１日前に内視鏡をしておれば、送気により嵌頓が自動的に修復できていたかもしれない。

幸い、術後経過は良好で、その後柳原が大学病院を退職するまで、長く外来に通院された。これが初めての皮下気腫の経験であった。

特発性食道破裂（Boerhaave 症候群　●２０１０年代）

ごく最近の出来事だが、20代男性が突然の胸痛で緊急受診した。聞けば野球をしていて滑り込みで腹圧をかけたとたん、激痛が走ったということであった。頸部の触診で、皮下気腫を触知し、胸部レントゲンを撮ったところ典型的な縦郭拡大が見られ、ＣＴで縦郭気腫が確認された。保存的治療で軽快した。

皮下気腫は一度見たら忘れないが、触診するとプチプチと雪を握りしめたような握雪感《あくせつかん》といわれる独特な感触がある。開胸あるいは開腹手術後に体腔内の空気が皮下に漏れて生じた場合は、太めの針を皮下に刺して減圧することもある。

十二指腸穿孔による皮下気腫（●1980年代）

城北大学病院のある日の午後、消化器内科の里見医師から電話があり、X線テレビ室まで来るように言われた。「1時間余りERCP[※11]（逆行性膵胆管造影）を試みているがうまくいかない。柳原先生、一度代わってやってみてくれないか？」と言う。柳原は腹臥位で内視鏡を受けている患者さんの顔を見て「先生、消化管穿孔を起こしています」と告げた。皮下気腫で顔がパンパンにむくんでいたのだ。内視鏡による十二指腸穿孔だ。穿孔部を修復して、胆嚢外瘻、胃瘻を造設して消化管の減圧を図る。1カ月後に外瘻チューブを抜去して事なきを得た。

これは明らかに医療事故だ。しかし、術後ももめた記憶がない。里見医師の消化器内科チームのインフォームドコンセントが良かったのか？　よっぽど患者さんから信頼されていたのか？　もちろん患者さんは助かったわけだけど。

※11　ERCP：内視鏡的逆行性膵胆管造影。内視鏡で観察しながら十二指腸下行脚に開口する乳頭部にカニューレを挿入して、膵管、胆管を造影する。基本的に十二指腸乳頭を正面視するには通常の前方視鏡ではなく、側視鏡を用いる。

第４章 新技術とキャリアプラン（１９８０年代後半～１９９０年代前半）

大学に戻ってからの３年間は苦労の連続であった。ところが退局を決意して財前講師に打ち明けた時から潮目が変わった。

学位論文（１９８０年代後半）

医学博士という学位は、以下のステップを経て取得できる。まず、研究がまとまれば、研究討議会という関連分野専門の教授および専門医の前で、研究成果を発表する。この研究討議会を招集するのが主任教授なので、南教授の許可がないと研究討議会に発表ができない。研究討議会で承認が得られれば論文を有名医学会雑誌に投稿することができる。そして、学会雑誌に採用されれば、一般教養試験と第２外国語試験を受け、これに合格できて晴れて医学博士になれる。ただし、大学院生の場合は、教養試験と外国語試験は入学の際合格しているので免除される。

同僚の大学院生である新庄君や江川君は次々と研究討議会を済ませ、同期の基礎医学講座助手の大西君も同じく研究討議会を終えた。年齢の近い大半の医局員も１９８７年３月末の南教授の退官に間に合わせるようにと、南教授から声がかかり、次々と研究討議会を済ませていた。

しかし、柳原には一向に声がかかる様子がなかった。１９８６年年末、両親に約束した、帰局期間の３年間がもうすぐ終わろうとしていた。

「柳原には、罰を与えなければいけない……」。これは同僚の新庄君に財前先生がこぼした言葉だ。それを聞かされた柳原は意を決して、財前講師に退局の意思を伝えに行った。財前講師は「ちょっと待ってくれ、早まるな！　教授と相談してくる」と引き留められた。

結局、南教授退官直前の３月某日、通常は火曜日に開催される研究討議会が、異例の木曜日に開催される段取りとなった。財前講師いわく「学位を取ったら皆、ぜんぜん仕事をしなくなるからな……」

研究討議会までたった３カ月足らずであったが、臨床データの整理と基礎データのための追加実験を行い、本番に間に合わせた。

「胃癌に対する内視鏡下ＨＦＣＵ法の研究」は内視鏡関連学会雑誌に掲載され、研究奨励賞で賞金まで頂いた。そして１９８７年10月、晴れて学位を授与された。

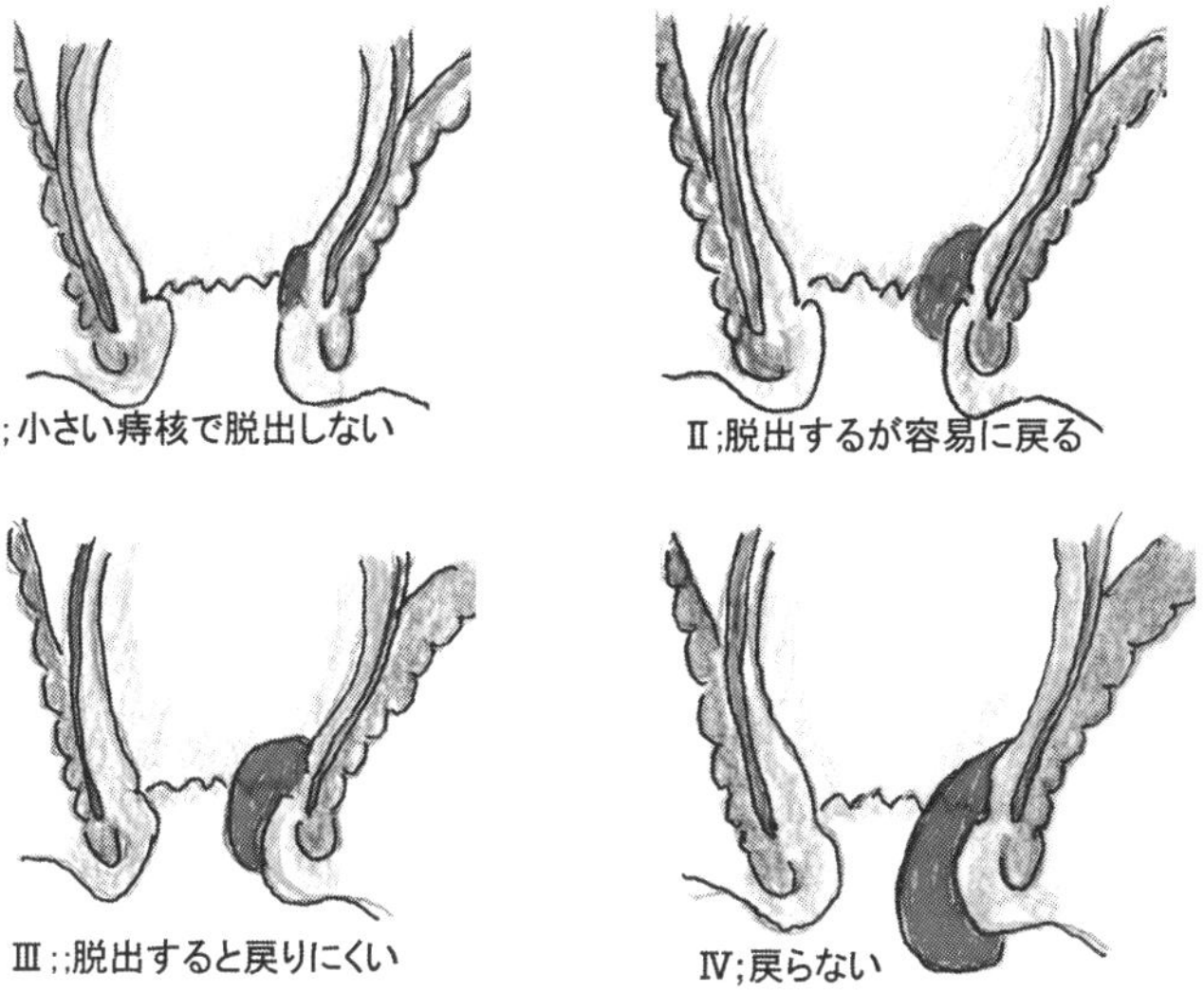
Ⅰ；小さい痔核で脱出しない
Ⅱ;脱出するが容易に戻る
Ⅲ;;脱出すると戻りにくい
Ⅳ;戻らない

図29　Goligher分類

痔核の治療（●１９８０年代後半）

小さい痔核の治療は最近ではジオンという硬化剤の局所注射が一般的だが、１９８０年代にはＰＡＯという硬化剤の局所注射というのがあった。しかしあまり一般的ではなかった。凍結療法（Cryosutgery）が無血的に治療できて有効だといわれていたので、南教授の発案でＨＦＣＵを痔核にも応用した。

Goligherの分類（**図29**）というのがあって、Ｉが小さい痔核があるが脱出はない。Ⅱが排便時などに脱出するが、容易に整復できる。Ⅲが脱出すると整復が難しいがなんとか整復できる。Ⅳが脱出したまま、と４段階に分類される。Ｉ、ⅡをＨＦＣＵの適応とした。Ⅲ、Ⅳは手

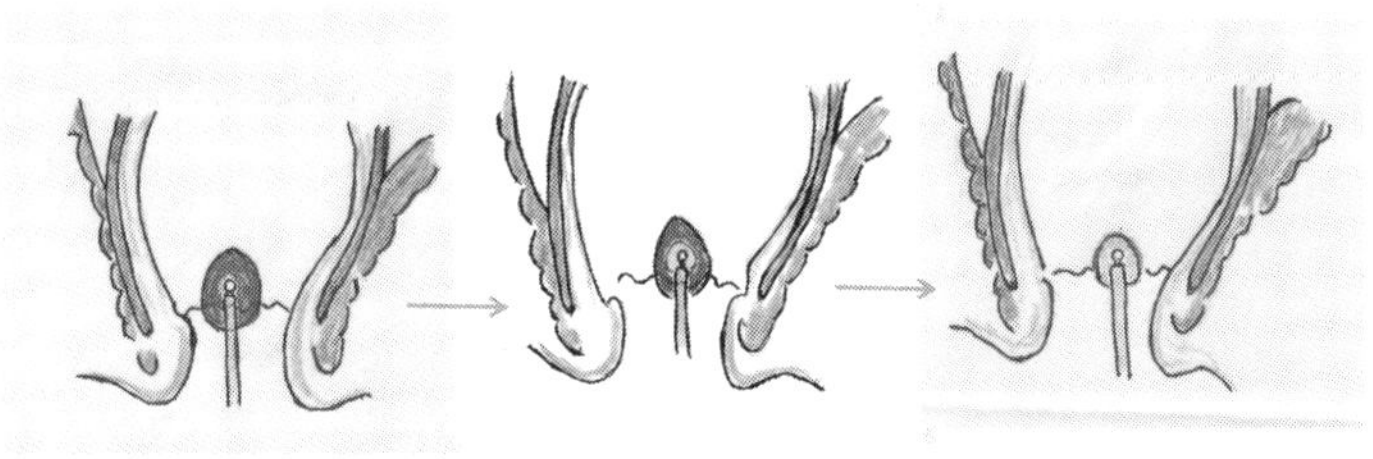
痔核の中心から凝固
凝固部位が白変
痔核が白変、収縮する

図30　HFCUによる痔核治療

術適応である。局所麻酔下に、痔核の中心にHFCUを照射すると、あっという間に痔核が収縮して白変する（**図30**）。そして1週間後にはほぼ脱落し、1カ月で治癒する。この痔核に対するHFCU局所療法は、基本的に外来治療（今でいう日帰り手術）とした。

そしてある程度症例を重ねたところで肛門病学会で報告した。肛門病学会の会員は腕に自信のある外科医が多く、柳原の発表に対して聴衆は冷ややかだった（無視された?）。ところが後日、毎朝新聞が取材にやってきて、夕刊ではあったが、全国版にHFCUのハンドピースを片手に持った柳原の白衣姿がでかでかと掲載された。南教授の退官前であったので、医局員にチャンスを与えようと、南教授がマスコミに情報を漏らしていたようだ。

そこからが大変であった。この新聞記事を見た患者さんが全国各地から殺到した。しかも、小さい痔核が適応であると言っているのに、診ると相当年季の入った、Goligherの分類のGrade Ⅲ、Ⅳの症例がほとんどで、とても日帰り手術は無理な患者さんが多かった。中には、新幹線でやってきて、そのまま日帰りで広島まで帰るとまでいう患者さんがいた。「看板に偽りありだ。日帰りでできると新聞に書いてあるじゃないか……」という患者さんも、とりあえず1泊入院はしていただいた。痔核の患者さんが大学病院に殺到すると、癌患者さんなど重症の患者さんの診療に影響する。結局、手術、入院は市内の松風病院に柳原が出張して行った。松風病院事務局長いわく「あの時は大変もうけさせてもらった……」

動物実験（1980年代）

最近は、動物実験は、モルモットやハムスター、ビーグル犬、など実験用に飼育された動物を使用するのが当たり前だろう。当時は、そんな動物は高額で購入できる研究費もなく、大動物の実験は地元の役所が捕まえた野犬をもらい受けて行っていた。

実験の手ほどきは、同期の新庄君から受けた。イヌが入っているケージ越しに、後ろ足をつかみ、ケタミン(※12)という麻酔薬を筋注する。ケタミン麻酔が効いてきたら、ケージから出して、実験用手術室で血管確保のため留置針をヒトと同じ前腕に留置する。そして気管内挿管を行う。犬の舌は長く喉頭展開に邪魔になるので、タオルでつかんで左側に引き寄せて、喉頭鏡で声門を観察しながら気管内チューブを挿入する。後は、気管内チューブを固定して、呼吸器につなげばよい。

しかし、もともとは野良犬なので中には獰猛《どうもう》な奴もいる。そんなときは吹き矢を用いるのだそうな。同僚の新庄君は優しく、自分が手術した犬を時々屋上で散歩させていた。

何年か経って、柳原が指導していた後輩の西城君に、もう少し追加実験をするよう伝えたら「もうこれ以上、罪のないネズミを殺したくありません」と追加実験を拒んだ。彼は抗癌剤の実験で学位を取得した。優しい外科医である。

※12　ケタミン：鎮静、鎮痛作用が強いが筋弛緩は得られない。当時は小児の鼠径ヘルニアの手術の際に用いられた。口腔内の分泌が多くなるので注意を要する。イヌの実験では麻酔導入剤に使用した。気管内挿管した後はハローセンなどの吸入麻酔を併用した。

紫外線結膜炎（1990年代）

一流大学では研究費が豊富で、研究室には専任のスタッフがたくさん常駐して、研究の手助けをしてくれるのだろう。柳原が短期間国内留学したがん研究・治療センターでは、研究者が実験計画を立てると、研究所のスタッフが計画通り動物実験を代行してくれていた。しかし城北大学第一外科の研究所では、自分が実験に使用する器具の滅菌は自分で用意し、先に述べたように動物の麻酔も自分で行う。もちろん、実験が終わった後の器具の洗浄や、手術室の掃除も自分たちで行う。そして、掃除が済んだら、紫外線殺菌灯をつけて部屋を閉める。逆に、実験を開始する時は、殺菌灯の電源をオフにする。

ある時、紫外線殺菌灯の電源を切るのを忘れたまま、２〜３時間の実験に夢中になってしまったようだった。翌朝、目が覚めると周りが風呂場の湯気の中で見える景色のようになっていた。急いで眼科を受診した。眼科医は「何ともできませんね。２〜３日したら治まるでしょう」と冷たかった。当日、食道癌の手術が待っていたが、なぜか手術はスムーズに済んだ……。

教授選１（１９８０年代後半）

南教授の退官に伴い教授選が始まった。一般的に地方大学では、教室からの教授候補を一本にしないことには、旧帝国大学からの優秀な教授候補には太刀打ちできないといわれていた。しかし、教室からは、長く助教授として仕えられた吉良先生と、多数の論文、業績のある浅野筆頭講師が立候補した。柳原の所属するグループのリーダー財前講師も出る気満々であったが、どうやら南教授の賛成が得られなかったようだ。結果はやはり、二人立候補した学内候補は最終選考の一歩手前でふるい落とされ、抜群の論文数を誇る帝都大学の東先生と、優れた外科手術テクニックを持ち、後輩からの人望が厚い洛北大学の吉永先生の一騎打ちとなり、東先生が次期教授に選出された。

新教授にご挨拶（1980年代後半）

東新教授が赴任されるまでの間は、吉良助教授が教室を取り仕切った。柳原は石上医局長に同行して、教室の現況報告を兼ねて、帝都大学東講師の部屋までご挨拶に伺った。東先生は優しく二人を迎えてくれた。しかも、フランス料理までごちそうしてもらって、いい気分で帰ってきた。それを知った、同門会の幹事が、「本当は向こうからあいさつに来ないといけないのに、若造らが、勝手なことをした」と激怒したとか。

ともあれ、新教授の下で新しい診療生活が始まった。東教授の得意な分野は、外科感染症、外科栄養、胆道外科、内分泌外科などで、食道疾患や肝切除などは帝都大学時代はあまり手掛けられていなかったようだ。就任直後は肝臓外科を専門とする浅野講師や膵切除を得意とする財前講師がいたにもかかわらず、肝切除など複雑な手術の時はよく柳原が前立ちに借り出された。柳原は卒後8年目でちょうど扱いやすかったのだろうか。

食道担当

東教授が8月に着任され、吉良助教授は退職して民間病院の院長に就任された。浅野講師は助教授となり、今まであまり執刀されたことのない食道癌など難しい手術の担当となった。やがて関連病院としては最も大きな公立病院の院長となって、大学病院を去った。財前講師も、外科医長となって、城北大学としては西の砦ともいえる国立病院に赴任された。

次に白羽の矢が立ったのは、柳原であった。「柳原さん、あなたの得意な超音波内視鏡を買ってもらうから南端病院に赴任してくれないか？」と東教授が言う。柳原は当時、厚労省から認可を受けた超音波内視鏡とＨＦＣＵを用いた内視鏡治療の二つの先進医療を担当していたので、それを南端病院でも実施すればよいということなのだろうか？　南端病院は、大学にとっては南の砦だ。「一晩考えさせてください。妻と相談してきます」とは言っても、「もう決まったようなものだ」と、柳原は心の中でつぶやいた。帰宅して妻に打ち明けると、妻は「何であなたが行かなければいけないの？」と不満げに言う。長男は特殊学校に通っていたので、車で3時間以上かかる遠方へは単身赴任となる。その夜は憂鬱な時間が長く続いた。

翌日、「まあしかし受けるしかない」と、意を決して医局に入ってみると、石上医局長が待っていて、「南端病院には俺が行くことになったから」と伝えられた。そういえば、石上医局長と同期の川本先生も、「何だったら俺が代わりに行ってやってもいいぞ。外科医の夢は、一国一城の主になることだから」と、言ってくれていた。

新医局長は川本講師になり、柳原は、病棟医長になった。病棟医長の業務はベッドコントロールと、主治医と手術メンバーの割り振り、休日の回診、その他で、休日は必ず早朝回診して、学会出張以外は毎日教授室にいる東教授に報告する日課が続いた。しかし、次年度の人事で、3年先輩の宮本講師が帰局され、病棟医長の席を譲ることとなった。まさに宮本講師は目の上のたんこぶだ。「お前も気の毒に……」と、川本医局長は甚《いた》く同情してくれた。

次の助教授には小児外科専門でアメリカ帰りの羽淵講師が昇格した。研修医2年目の3カ月間は柳原のライターであったが、柳原の医学博士号取得のための研究討議会の終了直前に、同門であるにもかかわらず、わけの分からないいいちゃもんをつけた人だ。

「ここに、内視鏡治療に関するアジア大学の論文があります。内容が柳原先生の研究と酷似します。どこにNeues（新しい知見）がありますか?」柳原は「その論文こそが、こちらの研究の模倣です」と反論した。「柳原君、羽淵先生は君の論文が少しでも良くなるようにと、アドバイスをくれたんだよ」と、第2外科教授が割って入ってくれたおかげで、審査員全員賛成で討議会合格となったエピソードがある。

そんなある日、東教授室に呼ばれ、「食道の責任者をやってみないか?」と言われた。食道疾患は代々助教授が担当していた。「羽淵君が食道は嫌だというんだ」と、東教授。当時の食道癌のほとんどが進行癌で、手術となると操作が腹部、胸部、頸部の3領域にわたり、手術時間は当然長く、朝手術を開始して夕方に終了してそのままＩＣＵ（集中治療室）に直行という、消化器外科手術の中で最も侵襲が大きく難易度の高い手術の一つだった。「私でよければやらせていただきます」思いっきり背伸びした決断であった。10月には学位論文が学会雑誌に掲載され、講師にも昇格した。

医局長就任（１９９０年代）

やがて、羽淵助教授は東海労災病院に異動となり、川本医局長が助教授に昇格し、宮本講師が医局長となった。柳原は再度病棟医長に抜擢され、月日があっという間に過ぎた。

ある夏の終わり、北海道で開かれるレーザー関係の研究会に招聘されたのをいいことに、短い夏休みを過ごして帰局した柳原に、「柳原君、今日から君に医局長を担当してもらうから」と、東教授が言う。柳原は「え？　どうなってるんですか？」と周りを見渡した。聞けば、研究費をめぐっての宮本講師の不祥事がマスコミにすっぱ抜かれたそうだ。次の人事異動の時期を待たず、宮本講師は関連施設としては最も遠い南の果てにある南端病院に、ヒラ（一医員）として赴任することになった。上司は、前医局長の石上先生だ。柳原は、アメリカ留学中の吉田講師が帰国するまでの3年近く、医局長を担当することになった。

そして、気がつけば、教授、助教授、の次のナンバースリーになっていた。手術は、主として胃癌、食道癌を担当し、時に肝切除や膵切除、あるいは大腸癌手術が回ってくることもあった。時間外のオンコールは助教授と講師2名の3人が交代で担当していたので、3日に1回はポケットベルを手放せない夜を過ごした。

再発胃癌の手術（●1980年代後半）

ある時、消化器内科の鵜飼教授から患者紹介があった。学長の叔父上が2年前に財前講師の執刀で胃癌の手術を受けたが、最近残胃に局所再発を来し、嚥下困難で苦しんでいるということだ。鵜飼教授のご要望は再手術ではなく、柳原の得意とする内視鏡治療で「噴門部の再発部位を凝固治療して、狭窄症状を緩和してくれ」ということであった。当初、鵜飼教授のご依頼通り狭窄部の腫瘍を凝固して狭窄解除を行っていたが、2週間もすれば狭窄症状が再発する。はて？と考え、もう一度腹部CTその他で、癌の進展状況を再検したところ、意外にも腫瘍は残胃に限局しているではないか。意を決して、学長に叔父上の胃癌再手術を進言した。学長は「手術すればあとどのくらい持つ？」と尋ねる。柳原は「うまくゆけば1年は……」と答えた。学長は「それなら、手術してやってくれ」と同意してくれた。直接の指導医で、凄腕といわれた財前講師の手術後の

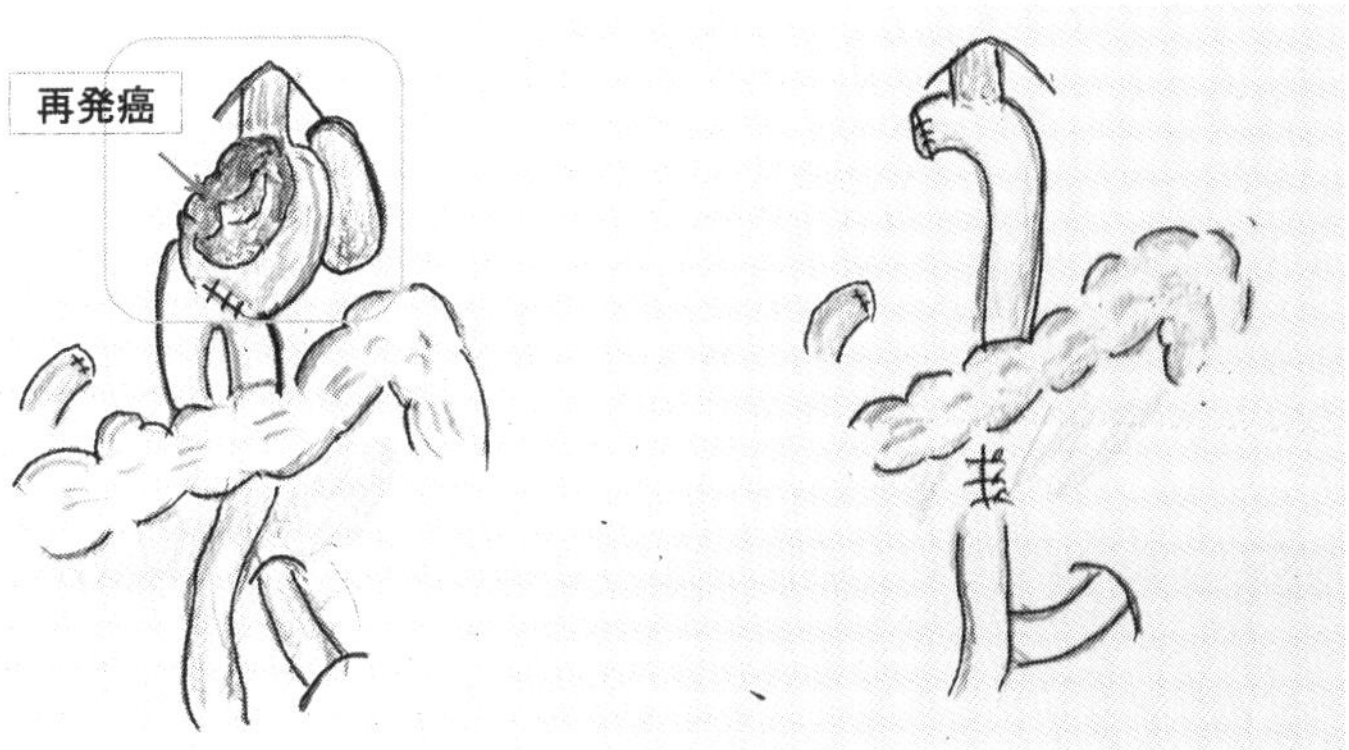

a. 術中所見　　b. Roux en Y 再建

図31　残胃局所再発癌に対する残胃全摘術

再発患者を、再手術しようなどとは、何とも大それたことにチャレンジするものだ……。初回手術が胃潰瘍など良性疾患の手術ならまだしも、進行胃癌手術の後は郭清を加えているので、広範で強固な癒着を来していることが多く、なるべく再手術は避けたいものだ。しかも柳原自身、胃癌の再切除は初体験でもあった。しかしビギナーズラックなのか、幸い癌を含め、残胃と周囲組織がごっそり切除できた（**図31-a、b**）。

とはいえ78歳の高齢者手術である。術後の譫妄《せんもう》に加え、MRSA[※13]（多剤耐性ブドウ状球菌）腸炎も併発し術後管理には苦労したが、何とか合併症からも回復。術後7日目くらいに、譫妄から覚めたクランケいわく、「昨夜、お前が死ぬ夢を見た」と。

退院後、こちらの心配をよそに、定期診察を無視し、たまにひょこっと診察室に顔を出し、「お前が元気でいるかどうかを見に来てやったんだ」と冗談を言うくらいに元気になった。ご長男によると、肉が大好きで胃全摘を受けた後も時々おいしそうにステーキを食べておられたということだ。８年後老衰で亡くなるまで、再発兆候なく過ごされた。手術をしてよかった思い出の一つだ。ところで、「手術してやってくれ」といってくれた学長はその後、自分に癌が見つかり、叔父上より先に亡くなられた。

初回手術が進行胃癌だから、再発したら再切除できるはずがないと即断せず、本例のように局所再発だけなら切除可能な場合もある。

※13 ＭＲＳＡ腸炎：ＭＲＳＡ（メチシリン耐性ブドウ状球菌、あるいは多剤耐性ブドウ状球菌）は、広域スペクトラムの抗生物質を使いすぎたために生じる変異菌。多くの抗生物質に抵抗性で、腸炎を発症するとＭＯＦ（多臓器不全）に移行して、死亡に至るケースもまれではなかった。

がん研究・治療センター国内留学（１９９０年代後半）

柳原には、海外留学の経験はなかった。また、留学してみたいとも思ったことがない。しかし、学会ではなく、実際の一流の診療を見てみたかった。思い切って、内視鏡関連の学会場で見つけた、がん研究・治療センター内視鏡部の黒田部長に国内留学をお願いしてみた。いくつかのシンポジウムで発表したおかげで、少しは覚えてくれていたようで、快く引き受けてくれた。たった1カ月の間であったが、内視鏡診療の合間に手術場に行って、幕下医長の肝切除や笹山医長の胃癌手術を見学することができた。また早朝に開催されるカンファレンスには自由に参加できたので、有益な日々が送れた。大学に帰ってからも、黒田部長に覚えてもらったおかげで、内視鏡治療の特集号や教科書が企画されるたびに、ＨＦＣＵの原稿依頼が来るようになった。

大学の外来診療（1980年代後半）

教授が交代し、上司もほとんど異動したので、気がつけば柳原は最も長く大学にいる一人になっていた。当然のことながら、患者さんもたまってくる。柳原は部下を二人配して、2診と5診の二つの診察室（教授が1診としても、2と3を使えばいいと思うだろうが、外科医は我が強いので、3診、4診の担当医は絶対譲ってくれなかった）を使って1日40人あまりの患者さんの外来診察を行った。当時はすでに予約制を導入しており、柳原が研修医だった頃の吉良助教授とは違って、予約時間内よりも早く診察を終えることをモットーとしていた。それを気遣った患者さんが、「急がないと次の患者さんを待たせてしまう」と下着姿で診察室を出ようとして、恐縮した思い出がある（図32）。

胃癌術後の5人の女性（●1980年代後半）

柳原の外来に、示し合わせたように同じ日に比較的若い5人の女性が受診していた。全員胃癌術後の患者さんだった。うち1名は、3年後に遠隔転移で亡くなられた。他の4人は柳原が大学を退職するまでの期間（5年以上）、再発なく通院を続けられた。3人は早期癌で再発がないのが当然であったが、もう1人の患者さんは進行胃癌で、$T_3N_2H_0P_0$（StageⅢa、5年生存率40％前後）で、長く抗がん剤治療を続けてきた。

術後4年を過ぎたある日、涙目で柳原のところに駆けつけてきた。「母に、ある人と結婚することを打ち明けたら、お前は結婚できない体だ」と

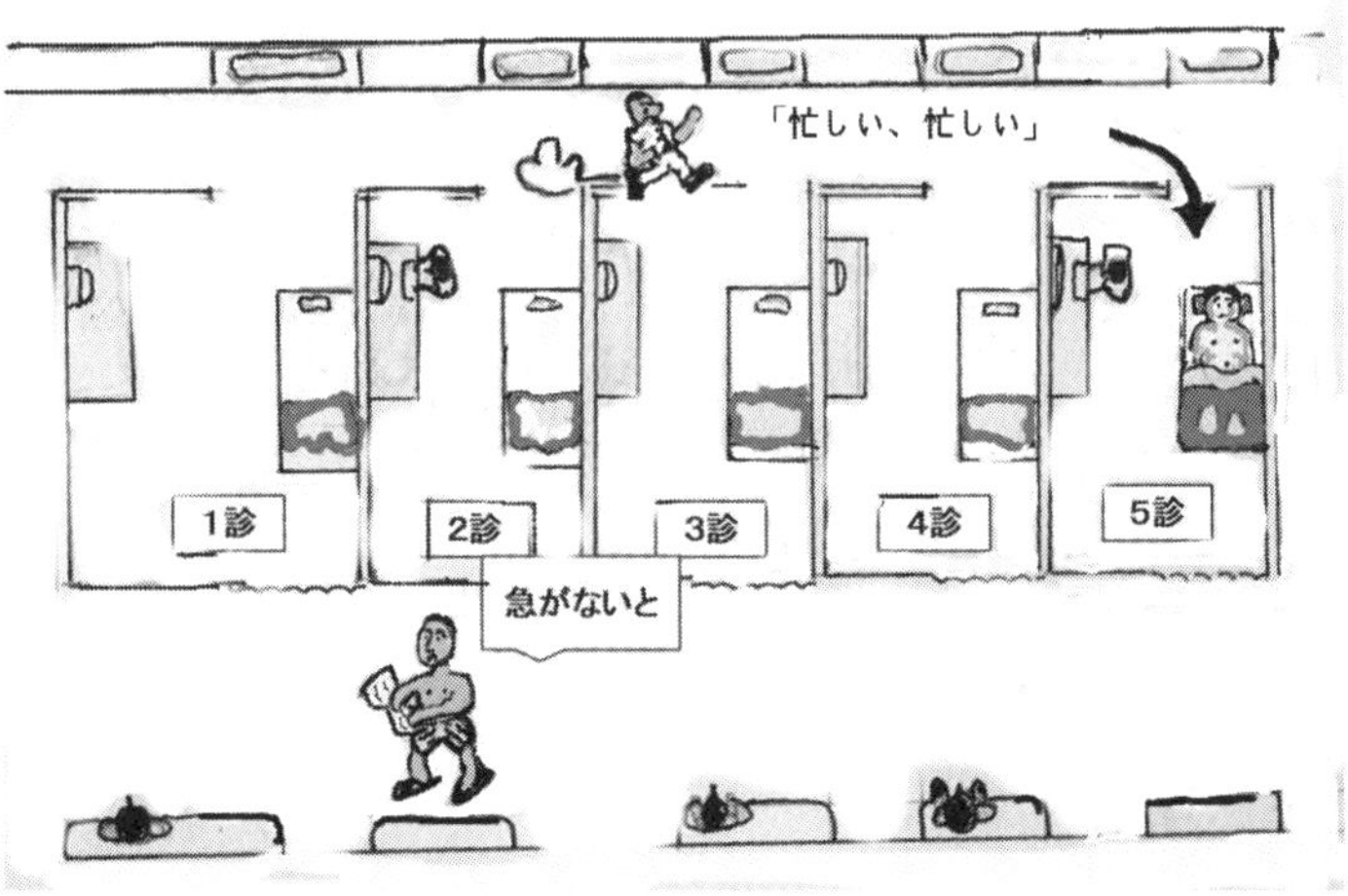

図32　2診と5診の掛け持ち

言われたと。手術時、30代前半と比較的若く、ご家族のご希望もありはっきりと胃癌の告知ができていなかったが、主治医としてはすでに理解できていると思っていた。柳原は、「確かに胃癌の手術を受けているが、すでに4年が経過して再発所見は全くない。だから今後も再発する確率は低い」ことを説明して、納得して帰られた。相手のご家族からは、「子供ができたら、結婚を認める」と言われたようだが、その後産科で、腹腔鏡検査まで受けられたそうだ。下腹部の観察とはいえ、癒着が予想され、決して安全とは言えない検査であるのに……。数年後お会いした時には幸せそうだったので安堵した。

術後5年以降の再発（●1980年代後半）

胃癌術後の5年生存率は70%、大腸癌は80%程度。たとえ癌でも治療後5年間無再発であれば、癌が完治した、無罪放免と勘違いされている患者さんが多い。しかし、5年以上たってから再発する患者さんもいる。

直腸癌の40代男性のケース。当時は、まだ癌の告知はご本人に言わずに灰色にするのが習わしであったことは前に記したが、この患者さんも例にもれず告知しないままに手術に及んだ。Dukes B（癌は直腸壁に露出しているが、リンパ節転移は見られない）の状態で、低位前方切除術を行い治癒切除（癌が残らない状態）ができた。術後、柳原が「進行癌であったが治癒切除できた」ことを奥様に説明したところ、奥様はその場で失神しそうになるほど驚いたが、翌日にはもう患者さんに伝わっていた。お二人とも学校の教員であった。

術後は定期的に通院され、1年、2年と経過していった。聞けば子供さんたちにいい思い出を作ろうと、時間ができたら旅行などで家族サービスをしてきたそうだ。そして、術後5年を迎え、定期検査で再発のないことを伝えると、患者さんは5年間の苦悩を思い出したか、感極まって泣き出した。

ところが術後6年が過ぎた頃、腸閉塞で関連病院に入院していると連絡があった。保存的治療の効果なく、関連施設にいた鮎川先生に介助してもらって緊急手術を行った。腸管を剥離していくと、仙骨の前面に1㎝足らずの硬結があり、それが原因で腸閉塞になっていた。癌転移の硬結を切除し、損傷した腸管の修復を行い手術を終えた。6年後の腹膜再発癌であった。以後、抗癌化学療法を何クールか行ったが、初回手術から9年後に永眠された。

このほかにも、初回手術がスキルス胃癌や噴門癌の患者さんも術後5年以上経過してから再発した。いずれも1㎝足らずの腹膜や胸膜再発であった。

よく5年経過したら、もう来なくてもいいという担当医が多いが、やはり初回手術の状態を振り返って、その後の方針を決めたほうがよい。

突発性難聴

大学医局の医局長として多忙な日が続いていた。その日も手術、術後カンファレンスが済み、これからデスクワークに入ろうとしたが、どうも左耳の耳閉感が強い。柳原は耳管閉塞？と思い、軽音楽部の後輩が耳鼻科にいたので、特別にお願いして「耳管閉塞だと思うので、ちょっと通気してくれないか」と言ってみた。後輩は「これは耳管閉塞ではなく、突発性難聴です」と言う。聴覚試験をしてもらって確定診断を得た。

「柳原先生、3週間程度休養して、ステロイドパルス療法を行いましょう」

「じっとしてないといけないの？」

「自分がいいと思うことを、自由にやってください」

「ラッキー！　久しぶりの長期休暇だ！」

ただしステロイド治療のために、何日か通院した。突発性難聴は改善しないこともしばしばあるようだが、その時は、自閉感も次第に消退し、耳鼻科主治医の許可が出たので3週間後に職場復帰した。

柳原が復帰した直後、医局の秘書が同じ症状で耳鼻咽喉科を受診した。担当医は「柳原先生はうまく治せませんでしたが、あなたは必ず治します」と言ったとか。「え？　私は治ってなかったの？」と柳原は少し落胆したが、ともあれ、休んでいる間に論文1編が仕上がった。

腹腔鏡下胆嚢摘出術の導入（●1990年代）

１989年、胆石や尿路結石の治療に衝撃波破砕装置が開発され、東教授がフランスまで装置の見学に出かけられた。そこで見てきたのが、デュボアという医師が１987年に世界で最初に成功したといわれる、腹腔鏡下胆嚢摘出術であった。帰国されるなり「柳原君は内視鏡治療が専門だから、やってみないか？」と言う。そして胆嚢結石を見つけるごとに「これは腹腔鏡下胆嚢摘出術でできませんか？」と提案する。柳原は「まだ器械もないし、技術もないのに、何という気の早い人なんだろうか」と思った。当時の多くの外科医が、１回、40～50万円払って、研修を受け技術を習得したとか。

城北大学には、隣の応用医学研究所に実験場がある。医療機器メーカーカシオペアとオートメカの協力を得て、イヌの胆嚢摘出にトライすることにした。イヌやブタの胆嚢はヒトには似ているが、胆嚢管の分岐が明瞭で剥離しやすい。しかし、胆嚢動脈も胆嚢管に並走するため、別々の剥離は難しい。２例、３例と練習を重ねていくうち、自信がついていった。そのうち大学で腹腔鏡下手術を開始すると聞きつけた、同門の外科医たちが見学に殺到するようになった。ある時、大勢の見学者の前で、胆嚢管を切ったとたん、突然の動脈出血が生じた。見学者からは、「アーアッ」という落胆の声。こんなことを繰り返しながら何とか技術を習得した。

１990年３月、ついに臨床第１例の腹腔鏡下胆嚢摘出術に成功した。患者さんは、20代の女性で、自分に施行される手術が城北大学第1外科にとって初めての手術であるということが分かっていて同意してくれたという。この８カ月前には、東京や大阪でわが国で第1例の腹腔鏡下胆嚢摘出術に成功したという情報があった。「私が日本で最初に腹腔鏡下胆嚢摘出術に成功した」という外科医が、柳原の知るところでも３人くらいはいる。

城北大学第1外科３例目の19歳の女性は、胆嚢管近傍に５㎜程の結石があり、食事をするたびに腹痛を伴い、十分に食事がとれないということでちょっとやせぎみだった。しかし、1年後再会した時には、栄養満点でまるで別人のようになっていた。

柳原の臨床経験５例目くらいだったろうか、急性胆嚢炎でＰＴＧＢＤ（経皮経肝胆嚢ドレナージ）を行った後の胆嚢摘出に挑戦した。ＰＴＧＢＤは、緊急手術が回避できるが、1カ月も放置すると、胆嚢が委縮して周囲の繊維化が進み、手術が難しくなる。例にもれず、剥離に難渋した。途中、胆嚢動脈からの予期せぬ出血に遭遇しながらも、約５時間かけて手術をやり終えた。ずっと出血部位を圧迫していた左手はしばらくしびれたままであった。

1週間後、夜の食事会があって、ある店に入った時、遠くの席に見たことのある顔が……。あの時の患者さんだ。腹腔鏡下胆嚢摘出術、おそるべし。

第1助手の草薙医師、カメラ担当の香取医師はいつも冷静沈着にアシストしてくれた。以来、50例の手術をこの固定チームで実施した。そして二人とも立派な執刀医に成長した。４人目は柳原の尊敬する大腸専門の先輩、鬼塚先生が院長を務める病院の若手医師であった。あれから30年

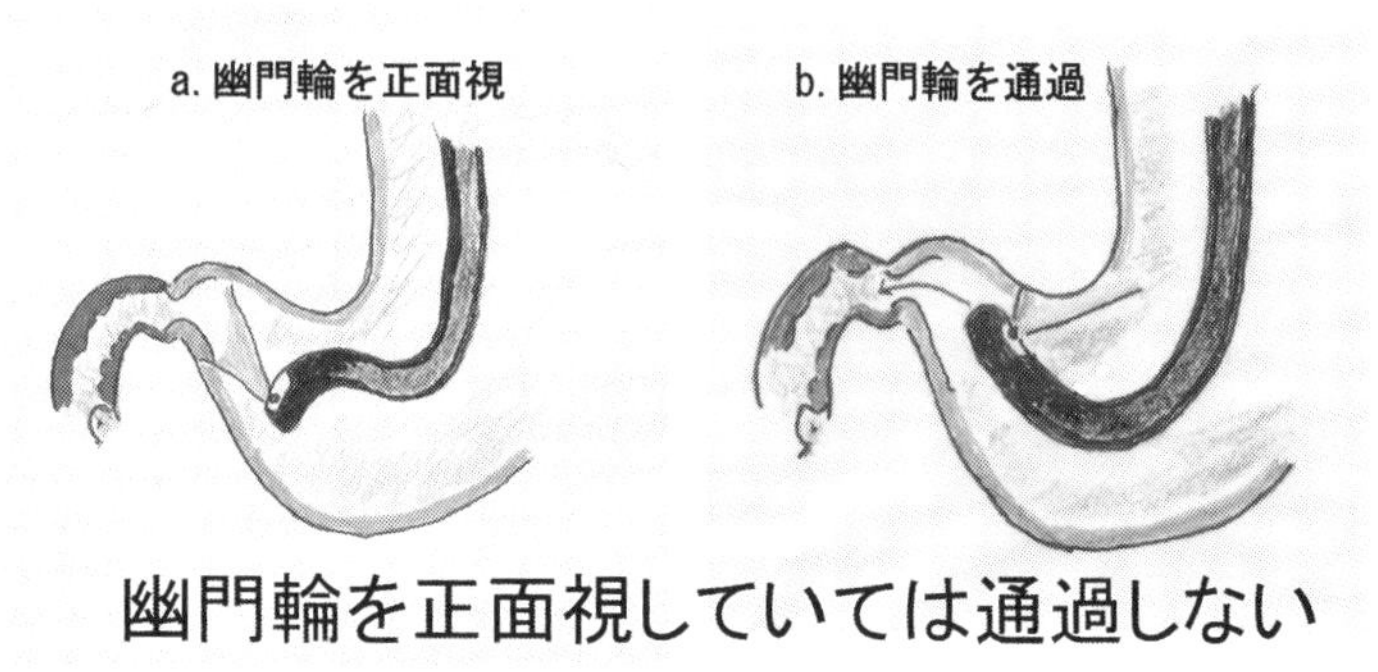

図33　側視鏡十二指腸への挿入

経過したある日、彼が腹腔鏡下胃全摘術を行った患者さんのフォローを依頼された。

5人目の執刀医は、東教授が連れてきた木村医師。彼は東教授の下で胆石、外科感染症などのデータ管理をしていた。木村医師いわく「私は、胆道系が専門なので、腹腔鏡下胆囊摘出術ができないと恥ずかしい。私にも教えてください」そういえば以前にも、彼は同じようなことを言ったことがある。「私は、胆道専門なのにERCPくらいできないと恥ずかしい。まずは内視鏡から教えてください」と。内視鏡操作をしながら「さっきから十二指腸を観察しようと思っているんですが、どうしても幽門輪を通過しない。どうなってるんでしょう?」と尋ねる。柳原は「それは側視鏡だから、幽門輪を正面視していては、十二指腸に挿入できません（**図33-a、b**）」と、こんなことも知らないかと思いながら説明した。こんな初心者も、今は偉くなって母校の大教授だ。

腹腔鏡下胃切除の開発（●１９９０年代）

柳原の学位論文は、早期胃癌の内視鏡的治療に関する研究だ。しかし、経口内視鏡での治療はリンパ節転移のない早期癌（２㎝以下の分化型粘膜内癌）に限られるし、そうであったとしても転移がないかどうかは、腹腔内を見てみないと分からない。当時、リンパ節転移のない胃癌に限って、Lesion lifting method（自動縫合器を用いた部分切除）[※14]や胃内手術（Intragastric surgery）[※15]が注目されていた。しかし、大部分の早期胃癌の治療には、大きく開腹して、リンパ節郭清を伴う胃切除術が行われていた。柳原は、これを腹腔鏡下に完遂することを考えた（**図34**）。

腹腔鏡下胃切除も例によって、最初は応用医学研究所でイヌを用いて実験した。切除まではこぎつけるのだが、いざ吻合となると、まだ開腹手術のように手縫いは難しい。自動吻合器を使用するしかなかった。ところが、地元の街をうろつく野良犬は小型犬が多く、十二指腸が細すぎてヒト用の自動吻合器が挿入できない。どうするべきか思案していたら、オートメカの担当者の赤木氏から、アメリカでのトレーニングへの参加を持ち掛けられた。アメリカの研修はブタを使うので、ヒト用の自動吻合器が入るということだ。一人での参加の案内だったが、心細いので、ビジネスクラスはあきらめる代わりに、一緒に腹腔鏡下胃切除の開発に取り組んでいた後輩の草薙君の同行を依頼した。実は柳原自身海外渡航は初めてだったこともある。

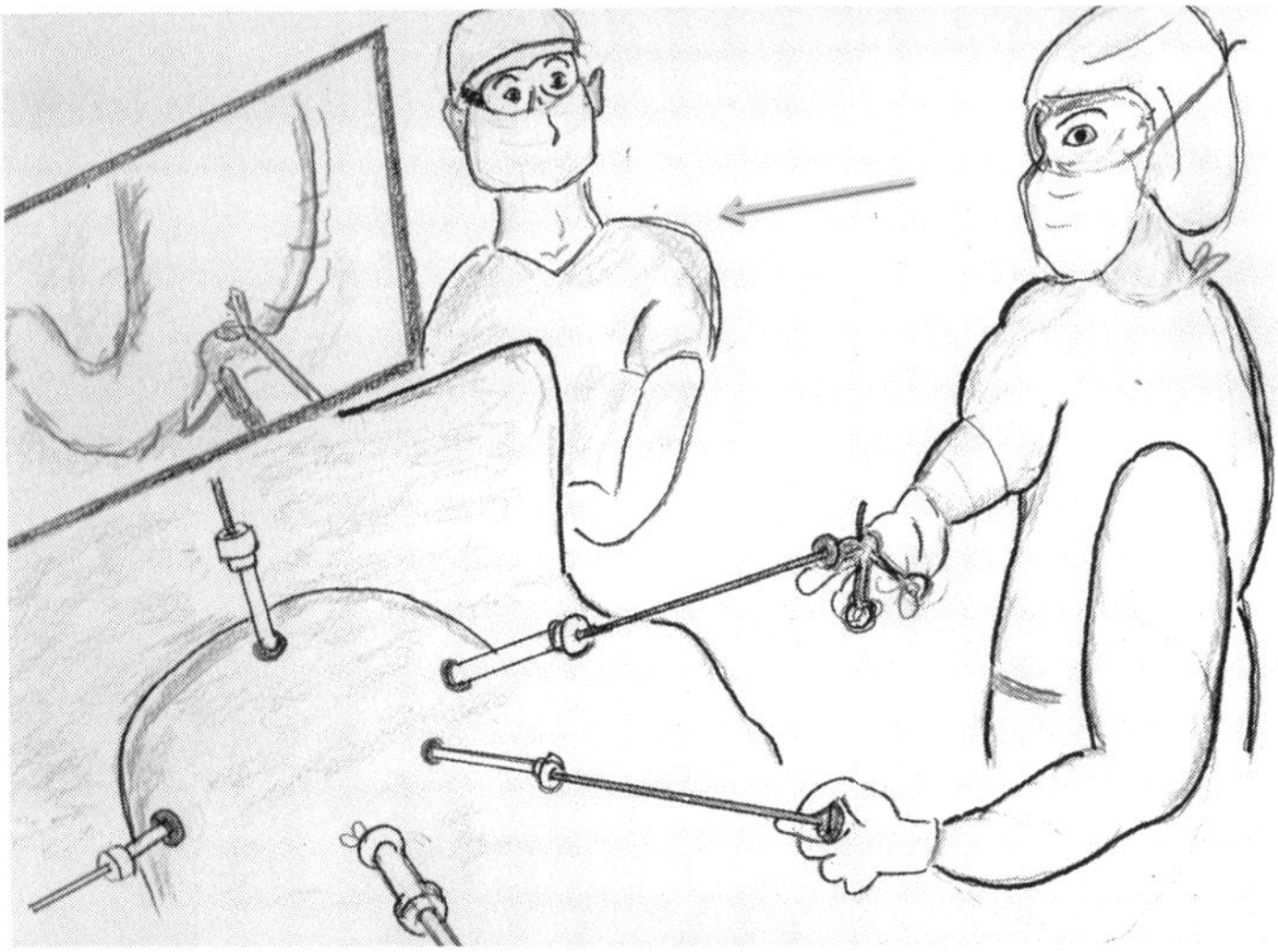

図34　腹腔鏡下手術風景

研修最終日、柳原たちの最終目標を、映画「バック・トゥ・ザ・フューチャー」に出てくるドク（エメット・ブラウン博士）に似たインストラクターに打ち明けると、名案があるという。英語で言われるがままに、手術を進め、いよいよ自動吻合器のアンビル（鉄床）を挿入して、自動縫合器で切離した（**図35-a**）。「うまくいった！」ふと見ると十二指腸の断端に短い糸が残っている（**図35-b**）。思わず、引っ張ってみたらするりと抜けて、十二指腸が腹腔内に逆戻りしてしまった（（**図35-c**）。ブタの十二指腸は後腹膜に固定されていない。十二指腸に入ったアンビルは腸蠕動でどんどん水平脚の方に移動してしまった。帰りの飛行機の時間が迫る中、ぎりぎりまで頑張ったが、実験は不成功に終わった。失意

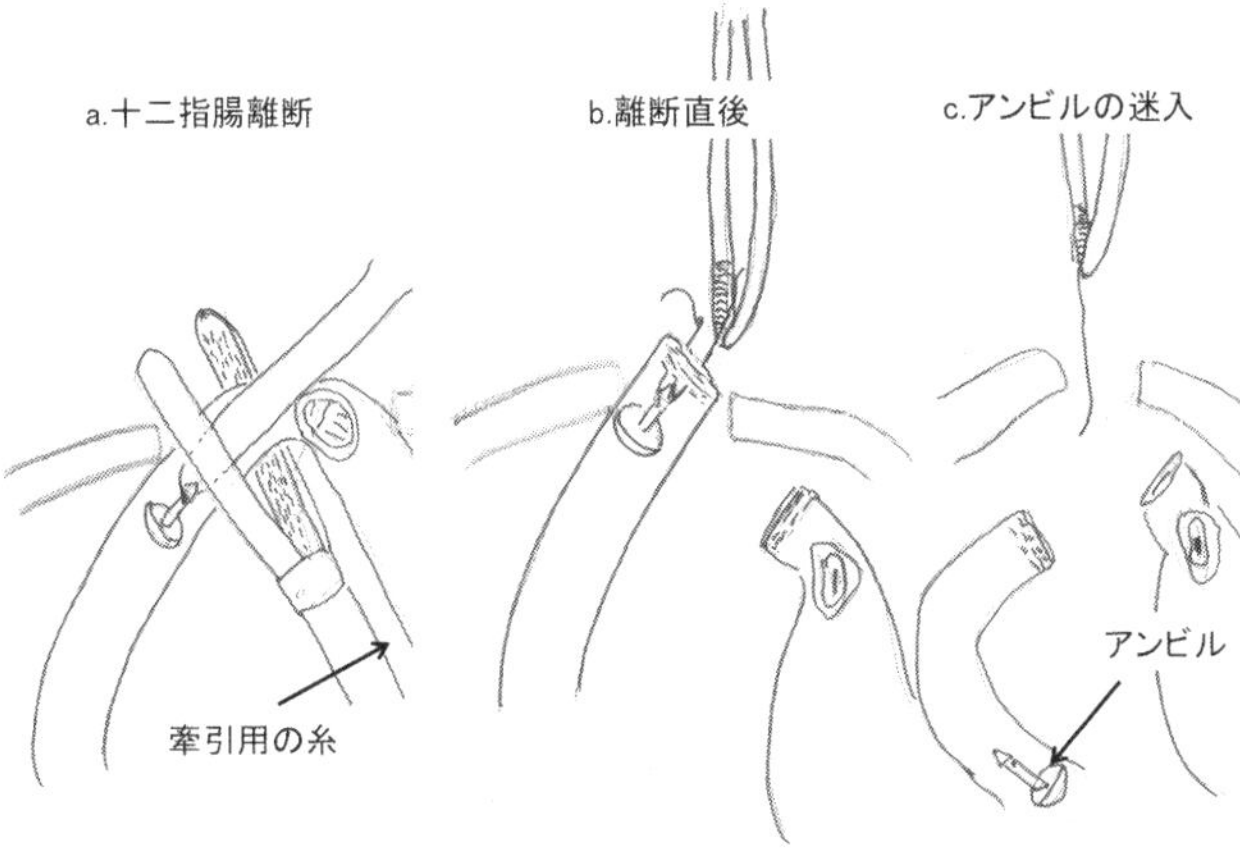

図35　アンビル挿入の失敗

の帰国であった。しかし、帰りの飛行機で名案が浮かんだ。

柳原の故郷に畜産試験場がある。そこでイノブタを飼育していた。イノブタを使って、実験をすれば注目されるんじゃないか？　しかし、イノブタは猪の子なので気が荒い。結局普通の食用のブタを使って、腹腔鏡下胃切除の実験をした。とはいえ、試験場には手術室がない。応用医学研究室の麻酔器その他を持ち込み、賭体室というセメント張りの床の部屋で手術を行った。

最初は、コントロールとしての開腹手術をした。「これから右の胃動脈を切るから……」と言うが否や断端から何やら黄色いものが！　胆汁だ。ブタの解剖を十分理解せず手術を開始したが、どうやら総胆管が幽門輪のすぐ近くに開口するようだ。やむを得ず５㎜もない胆管再建を行った。手術はやり遂げたが、１週間後草薙君が様子を見に行ったら、黄疸になったブタの毛が逆立っていたそうだ。この第1号は胆管吻合の縫合不全による胆汁性腹膜炎で死亡した。

2例目は、腹腔鏡下手術を行う予定であった。ところが手術の途中で原因不明の心停止を来した。懸命な心臓マッサージにもかかわらず、救命できず。まさにトン死であった。前途多難な初日であった。これを見た試験場の人は、「城北大では手術は受けられない」と思ったかもしれないいや思ったに違いない。

結局、腹腔鏡下手術3例、開腹手術3例を行い、3カ月経過を見て、平均40kgのブタが110kgまで成長したところで、上部内視鏡検査で吻合部を観察した。そして解体して残胃の状態を確認した。もちろん解体した豚肉はスタッフ皆で頂いたが、おいしかった。

1991年3月に臨床第1例の腹腔鏡下胃切除術を施行した。手術時間は4時間半、出血量は少量（測定困難）で無事成功した。5例まで症例を重ねた時点で、リンパ節郭清を伴う腹腔鏡補助下胃切除（Laparoscope-assisted gastrectomy with lymphnode dissection.）という長々しいタイトルで英文誌に投稿した。よく似たタイトルの論文がそこここの大学から発表されたが、多くは、1例報告が多く、中には腹腔鏡は挿入したが、実際は小開腹創からの手術であったというような報告も見られた。

前もって動物実験を行い、定型化した手技（**図36**）を詳しく記載し、臨床成績をまとめた報告は柳原の論文だけであった。もちろん一発で採用になった。**図37**はリンパ節郭清が済んだ腹部の

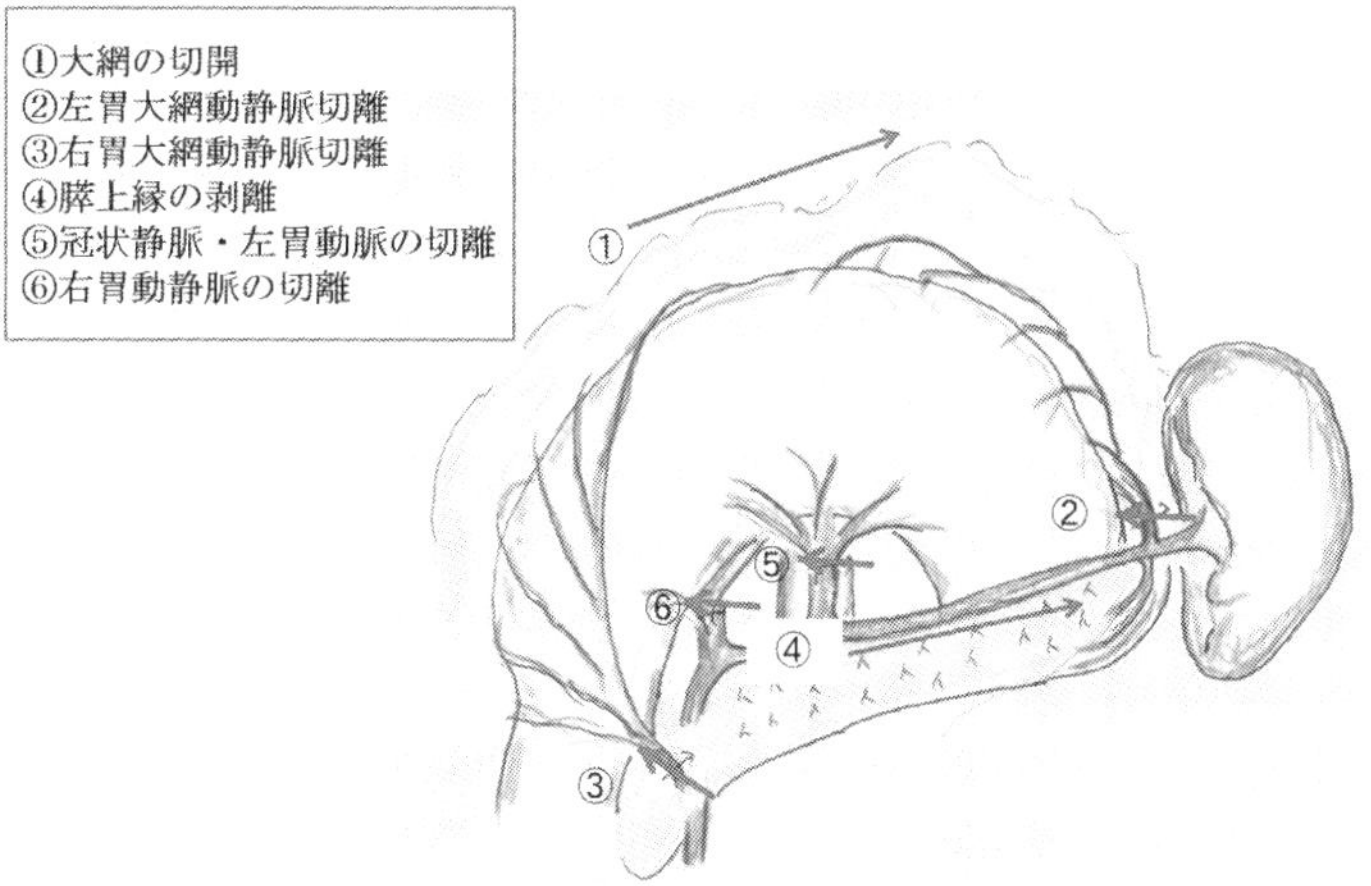

図36

状態、**図38**は従来の開腹手術と創の大きさを比較した写真。腹腔鏡下手術の創の長さは4cmと明らかに小さい。

腹腔鏡下胃切除術は、基本的に左右胃大網動静脈、左右胃動静脈の周囲の郭清、切離が必要で、それぞれに応じた視野展開が必要だ。したがって、他の腹部臓器の手術に比べ、手技が複雑である。一旦胃切除術のノウハウを習得した後は、他臓器への腹腔鏡下手術への導入はスムーズであった。大腸切除術、鼠径ヘルニア修復術、虫垂切除術、副腎摘出術、脾臓摘出術、等々幅広く腹腔鏡下手術を応用した。おかげで、城北大学第1外科は内視鏡外科手術では全国的にも一目置かれるようになり、内視鏡関連の学会もいくつかお世話することができた。

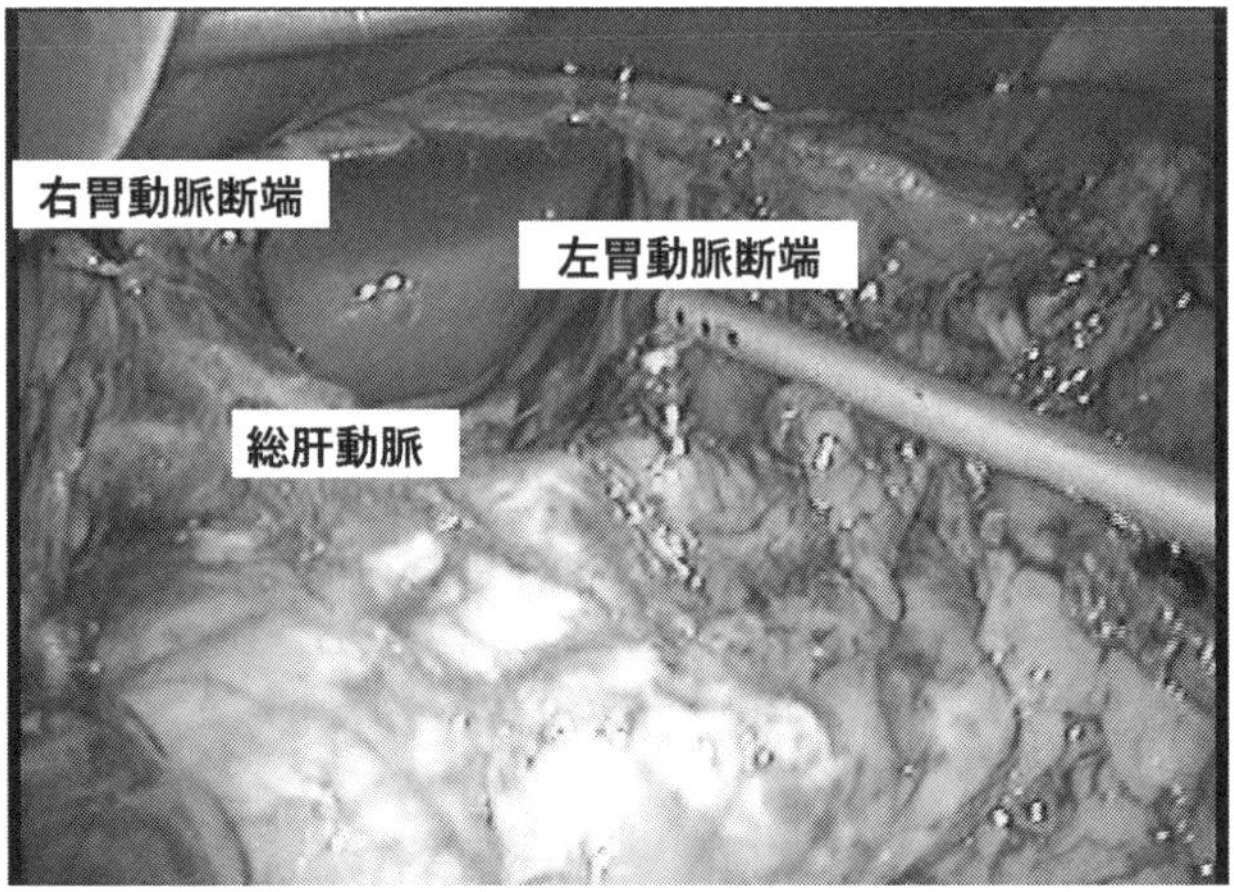

図37　腹腔鏡下胃癌リンパ節郭清終了時

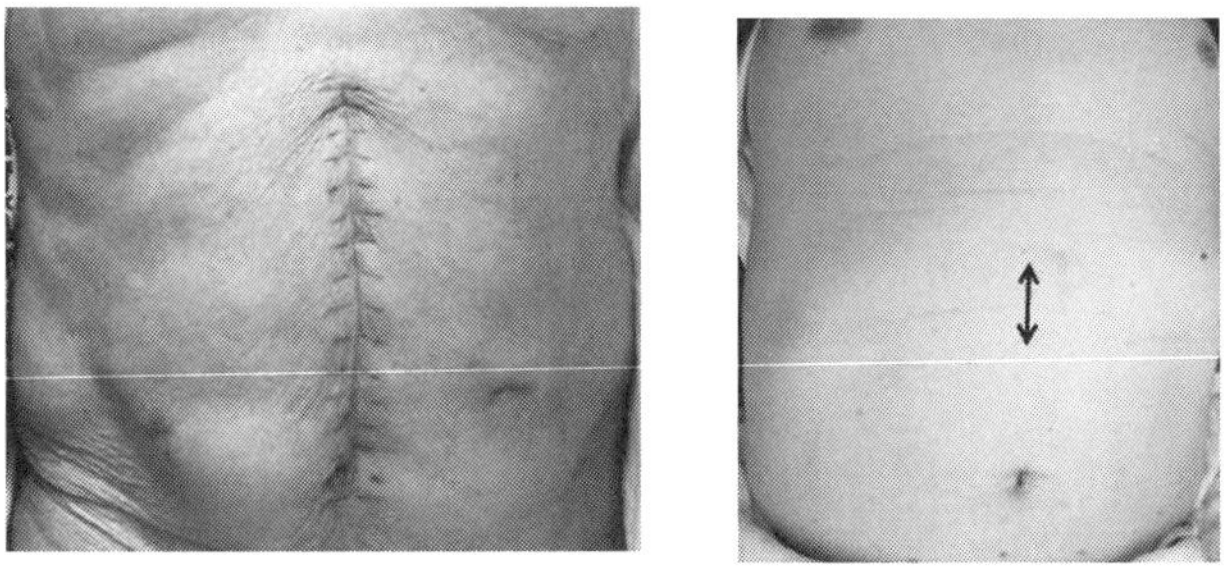

開腹胃切除　　腹腔鏡下胃切除

図38

※14　Lesion lifting method：慶應義塾大学大上正裕博士（故人）によって考案された。小さい癌を吊り上げて、自動縫合器で餃子型に一気に縫合切除する手技。主に胃の前壁の癌病巣が適応となる。

※15　胃内手術：大阪大学大橋秀一教授によって考案された。経皮的に胃に直接トロカーという筒を3本挿入し、内視鏡と2本の鉗子で病巣を切除する。主として後壁側の癌病巣が適応となる。Lesion lifting methodも胃内手術もESDの普及とともに、あまり施行されなくなった。

やってはいけないイタズラ（1990年代）

柳原が大学病院に勤務していた頃、毎年仕事始めの日に草薙医師と二人で、お互いの上部内視鏡検査を行うことにしていた。草薙医師のほうが8歳若いので、彼の胃はいつも健康で胃炎すら見られなかった。柳原はというと、いつも幽門前部に一見して表層陥凹型早期癌と見誤りそうなタコイボ胃炎が見られる。そして内視鏡を受けるごとに、草薙医師はそこのバイオプシー（生検）を行う。そしていつも内視鏡を受ける前は無症状なのに、生検で傷が入ると胃が痛んだ。

ある年の仕事始めの日も内視鏡で生検を受けた。2〜3日後組織診断結果を見ると、GroupⅣとなっていた（現在はアラビア数字を使うが、当時の組織分類はローマ数字であった）。柳原は愕然として、中央検査部の病理診断室に駆け込んで、病理部長に「こんな結果報告が来たのですが、もう一度診てください」とお願いした。病理部長は顕微鏡でプレパラートを覗き込むや否や「誰がこんなレポートを書いたんだ？　すべて正常胃粘膜じゃないか」と言った。このレポートを書いたのはもう一人の病理医だった。そしてそのレポートの原本にはGroup Ⅱと記されていた。実は草薙君と内視鏡部の主任看護婦が結託して、柳原のレポートのⅡの部分に斜めの線を付け加えてⅣに見せるイタズラだった。

柳原は二人を呼んで「もし私がビルの屋上から飛び降りでもしたらどうするつもりだったのか？」と追及すると、「柳原先生はそんなやわなハートを持ち合わせてはいません」と、笑いながら答えた。しかし、これは絶対にやってはいけないイタズラだ。柳原が大学当局に訴えでもしたら、二人は間違いなく懲戒免職だったろう。

クッシング症候群（1990年代）

東教授の外来にクッシング症候群の30代男性が紹介された。クッシング症候群とは、副腎ステロイドホルモンの過剰分泌で満月様顔貌《まんげつようがんぼう》、中心性肥満、易疲労性《いひろうせい》、などの症状がある疾患群で、この患者さんは右副腎の腫瘍が原因であった。治療方針は腹腔鏡下右副腎摘出術となっていた。

「東教授は腹腔鏡下副腎摘出術をやったことがあるの？　私もまだやったことないけど……」と

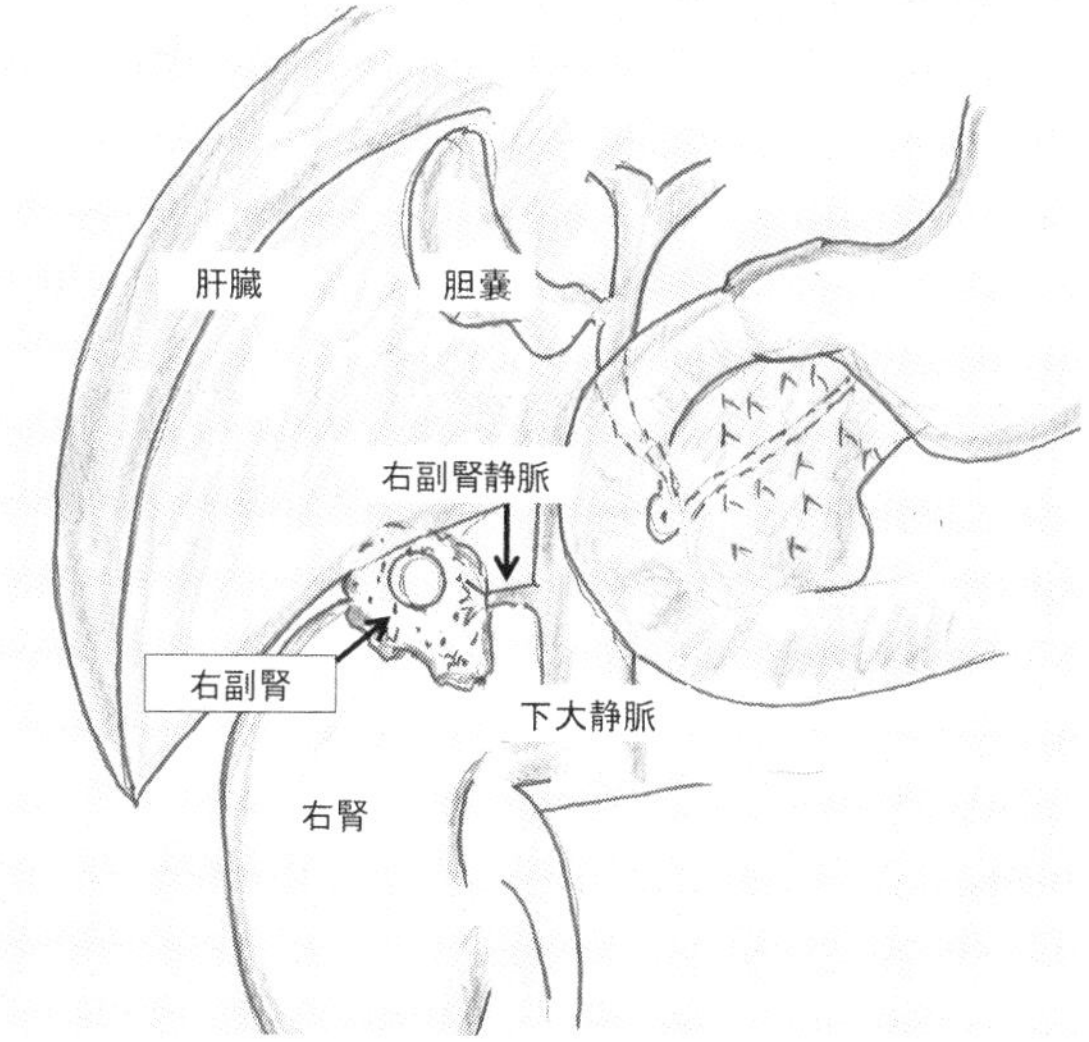

図39　右副腎周囲の解剖学的位置関係

私は思った。右副腎は右上腹部の肝臓の裏にあり、内側は下大静脈に接する。また、前方には十二指腸下行脚が覆いかぶさる（**図39**）。これを開腹手術で行うとするとたった２㎝前後の副腎を取るのに、斜め胴切りの大きな切開となる。確かに腹腔鏡下手術のメリットは大きい。

可能な限りの情報収集を行い、右副腎腹腔鏡下手術第１例に臨んだ。左45度斜位でローテーション可能な体位として臍から45度斜視鏡を挿入して後腹膜を見下ろす。肝下面の後腹膜を切開し、十二指腸下降脚を腹側に脱展して右腎上極を剥離、副腎を同定する。右副腎動脈は右腎動脈から何本か分岐して副腎に流入するので、これを超音波凝固切開装置で丹念に止血凝固しながら腎被膜から副腎を剥離する。この手術のキモは、この後の副腎静脈のクリッピング（遮断）、切離だ。右副腎静脈は下大静脈に一本だけ直角に流入する。ここで慌てて副腎静脈を粗暴に扱うと、下大静脈から副腎静脈がすっぽ抜けて大出血につながる。無事クリッピングに成功した。あとは腎実質から副腎実質を剥離するだけの単純操作だ。手術は3時間程度で無事済んだ。

　クッシング症候群の術直後は、今まで過剰に分泌されていた副腎ホルモンが急に遮断されるために、虚脱状態に陥らないように注意を要する。ステロイド剤を補充しながらそれも徐々に減量していく。1週間後無事退院となった。患者さんは偶然、妻の実家の遠縁にあたり、郊外で農園を営まれていた。長く、四季折々の収穫物を届けてくれた。

腹腔鏡下副腎摘出術はこの頃国内でも行われ始めた術式ではあったが、まだ確立した手技ではなく、体位、トロカー（鉗子を入れる筒）をどこから刺入するか、あるいは何カ所に刺入するかなど、ほとんど手探りで自分たちで考案した。右副腎は胆嚢の背側に位置するので、胆嚢摘出の手技が参考になった。

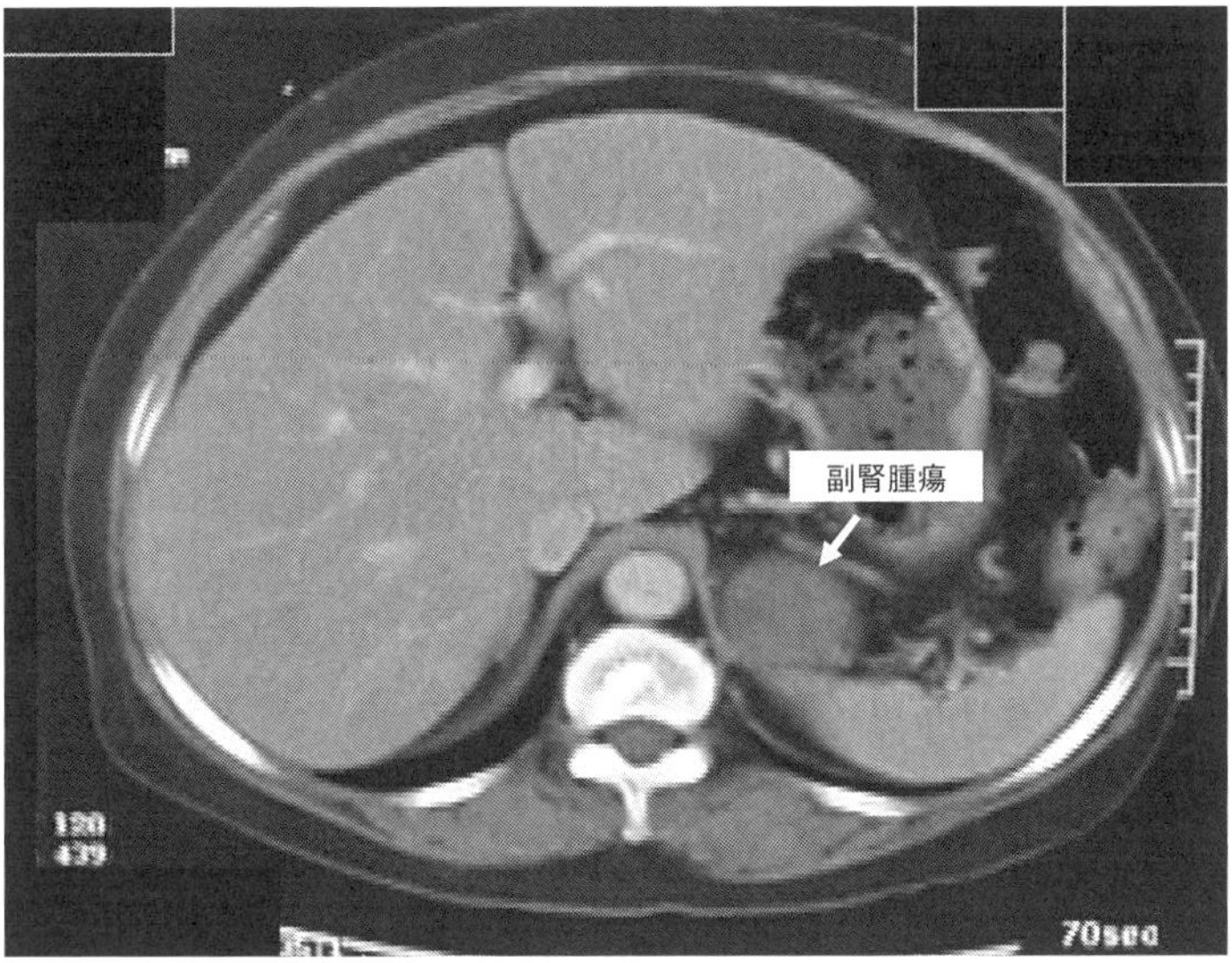

図40　左副腎腫瘍のCT画像

褐色細胞腫（●1990年代）

副腎腫瘍はクッシング症候群以外に、アルドステロン産生腫瘍や褐色細胞腫、あるいは転移性副腎癌などがある。アルドステロン産生腫瘍も褐色細胞腫も高血圧で発見されることが多いが、褐色細胞腫の方は突発的に２００㎜Hgを超える異常高値が起こることが特徴だ。

ある時、四国の病院に勤務されている帝都大学の、東教授の後輩の先生から、左副腎の褐色細胞腫の患者さんの相談があった（**図40**）。東教授は「柳原さん、草薙先生と私の３人で来週四国まで手術に行きましょう」と言う。翌週、水戸黄門が助さん格さんを連れて全国行脚するがごとく、新幹線で岡山まで行き、そこからＪＲで四国まで向かう予定であったが、ちょうど台風が近づいておりＪＲは運休していた。やむを得ず吹きすさぶ瀬戸大橋をタクシーで渡って、病院に到着した。

東教授は「私がカメラを持ちますので、いつも通り二人でやってください」と言う。右副腎の手術でも述べたが、カメラは45度斜視鏡を使用して、後腹膜腔を見下ろすような視野の確保が必要だ。東教授は30分も経たないうちに、「何だかこのカメラはややこしいですね」とカメラ係の交代を要請し、病院の若い外科医に代わった。左副腎は右副腎に比較して、慣れれば同定は難しくない。ただ、脾下極の後腹膜を脾臓を損傷しないようにしながら切開して、脾及び膵尾部を頭側に脱展し、腎上極の副腎周囲を剥離する。膵実質と副腎実質がよく似ているので、誤って膵尾部を切除してしまった失敗談を聞いたことがある。褐色細胞腫の手術のキモもやはり副腎静脈のクリッピングに尽きる。副腎静脈の処理ができないまま副腎実質に操作が加わると、過剰なカテコールアミンが放出され、異常高血圧の原因になる。左副腎静脈は右とは異なり左腎静脈に流入する。無事クリッピングを行い、左副腎摘出術を完了した（**図41、42**）。手術時間は3時間足らず、出血量は少量であった。手術が終了した時ちょうど台風が四国に上陸したため、その夜は病院の近くのホテルに宿泊。翌朝、超多忙な東教授は、学会のため上京した。数日後、術後経過は良好で無事退院された報告を受けた。

副腎の褐色細胞腫の手術は、副腎の粗暴な扱いで高血圧を誘発しないこと。なるべく早く副腎静脈

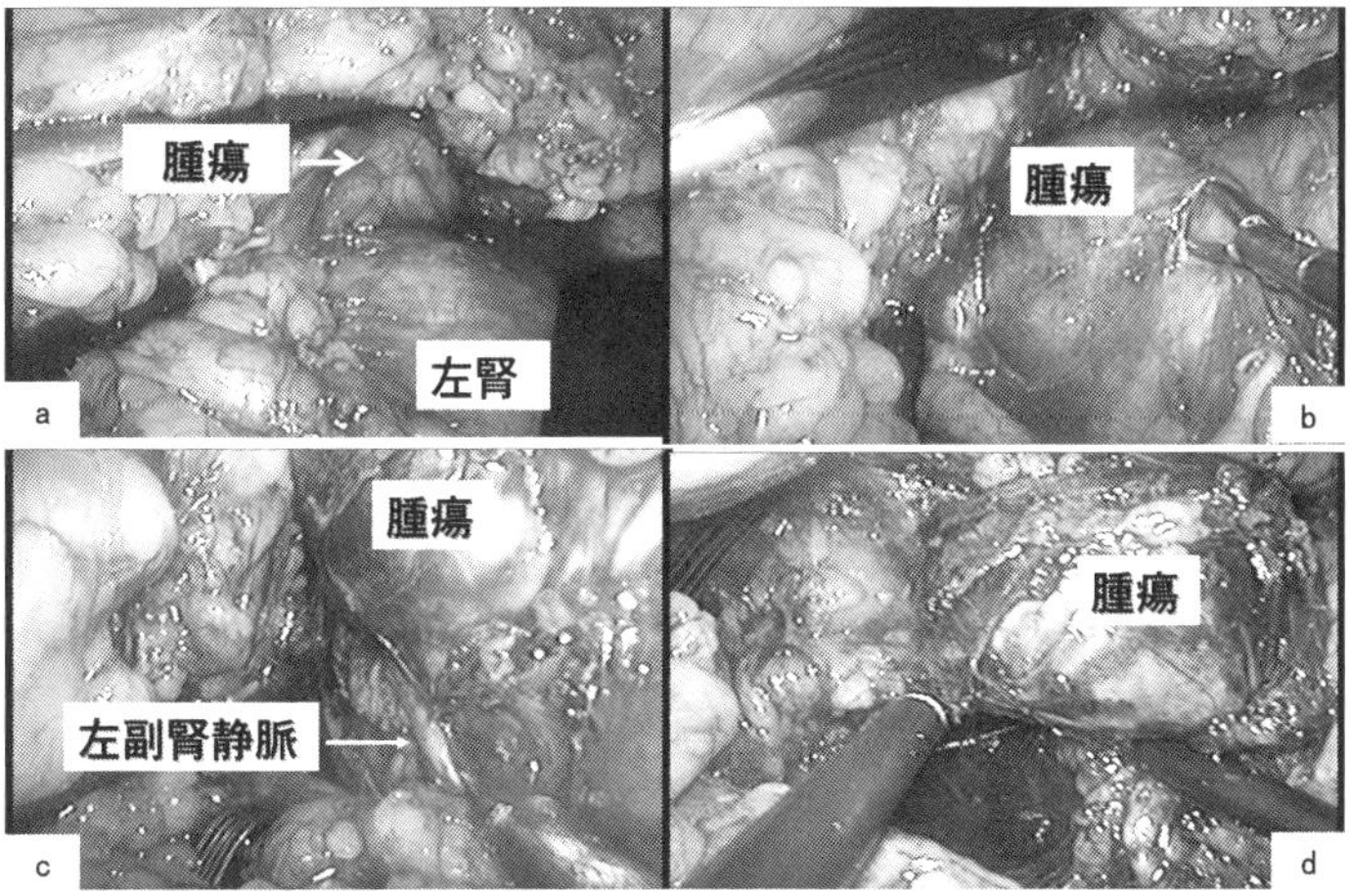

図41　腹腔鏡下左副腎摘出の手順

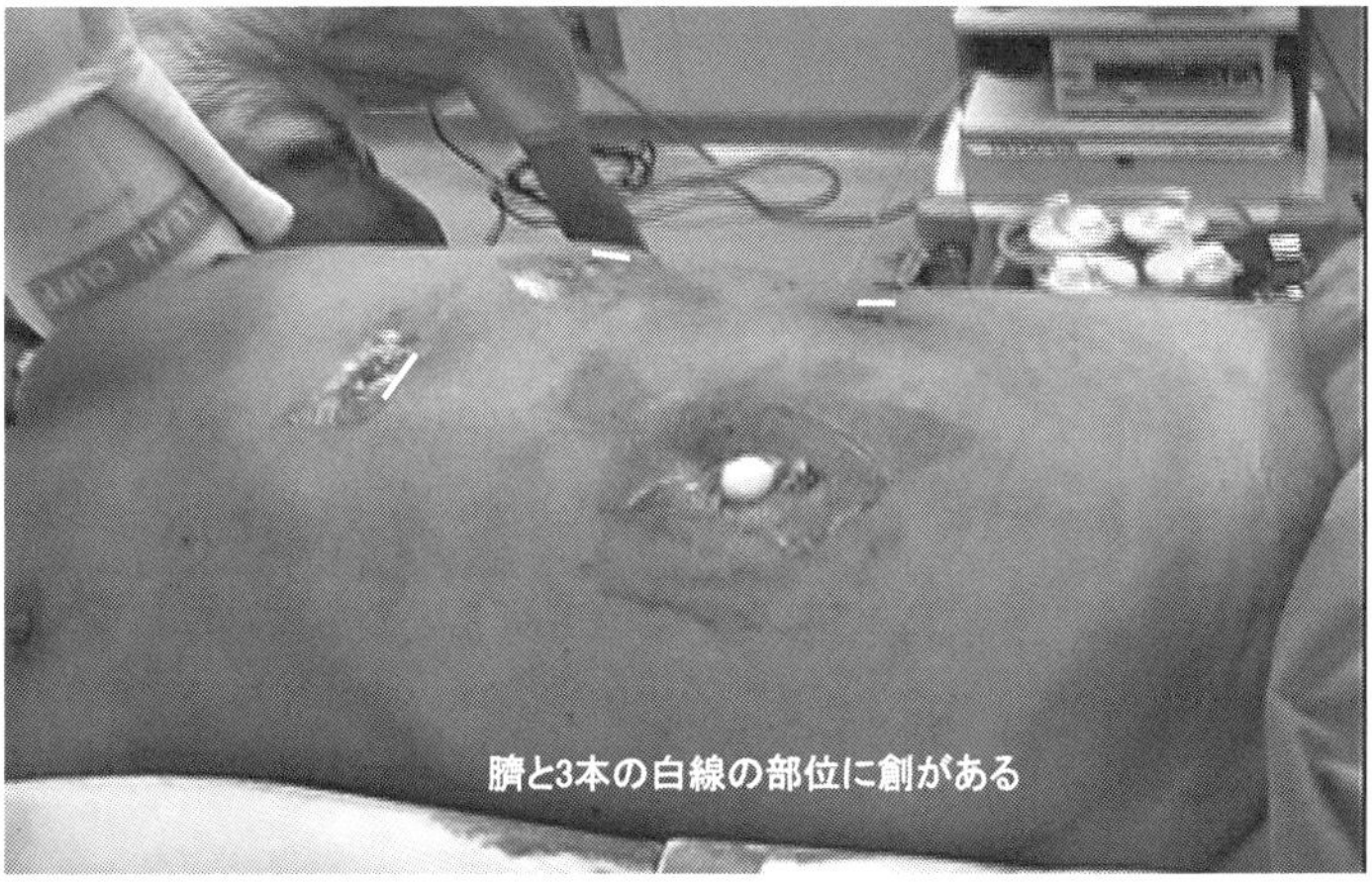

図42　手術直後の創部

の遮断を行うことが重要だ。

巨脾の手術（●1990年代）

HALS（Hand-assisted laparoscopic surgery、片手補助下腹腔鏡下手術）は、鉗子捜査では愛護的な臓器の取り回しが困難な、大きな実質臓器の手術に行われる。具体的には、術者の片手がかろうじて挿入できるくらいの小さな切開を置いて、そこから主として術者の左手を腹腔内に挿入して、鏡視下操作を行うものである。

慢性骨髄性白血病の髄外造血の結果生じた巨大な脾臓の摘出を行ったことがあった。脾臓は左上腹部を占拠し、下極は臍を超え左下腹部まで伸びていた。右下腹部に8㎝の縦切開を置き、そこから術者の左手を挿入して、巨脾の脱展を行う（図43）。イレウスバッグ（開腹手術の際、体外に出した小腸を収納するひも付きのナイロン製の大きな袋）を収納袋に代用して、右下腹部の切開創から4kgの脾臓を無事摘出した（図44、45）。しかし摘出後、一過性の循環虚脱状態に陥った。よく考えて見たら4kgの脾臓を摘出したということは、4lの腹腔内出血を起こしたことと同等だ。大量輸液を行って事なきを得た。

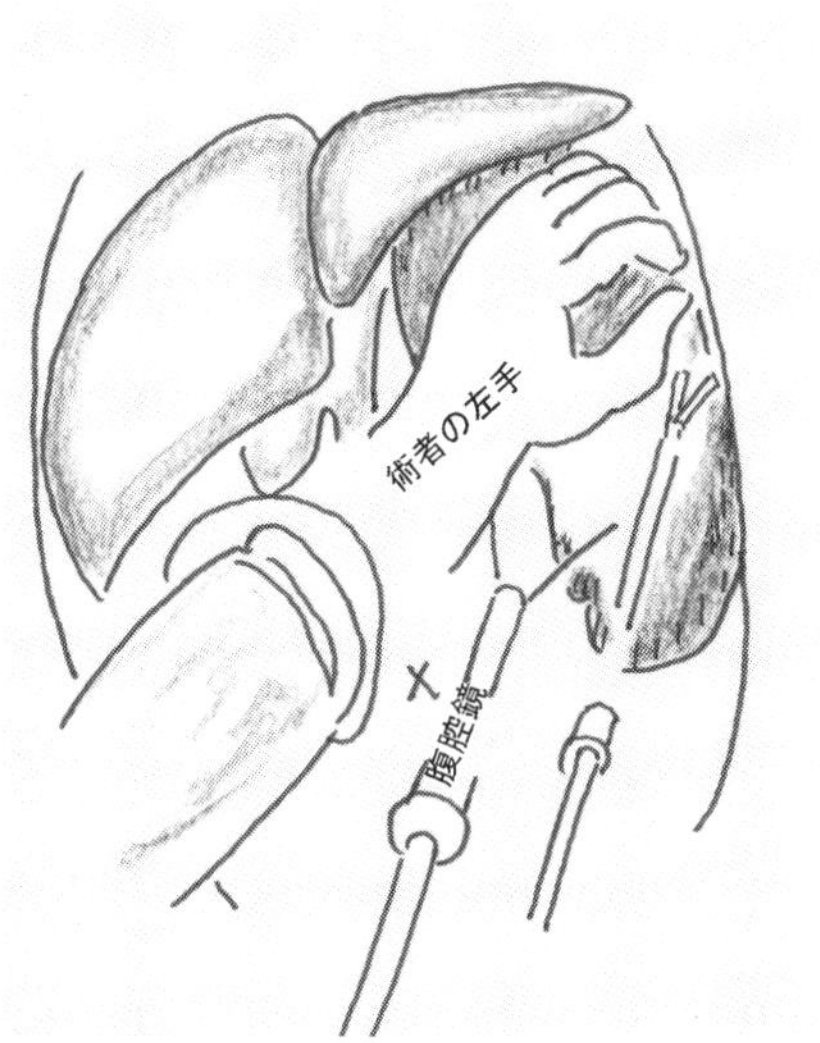

図43　巨脾に対するHALS

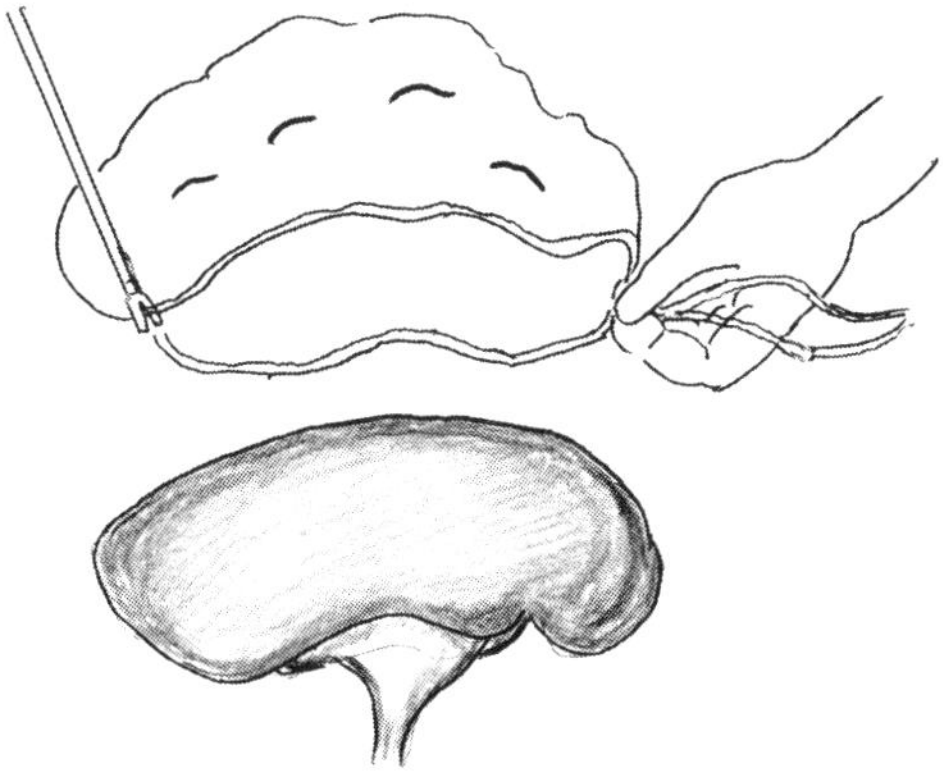

図44　イレウスバッグを脾臓にかぶせる

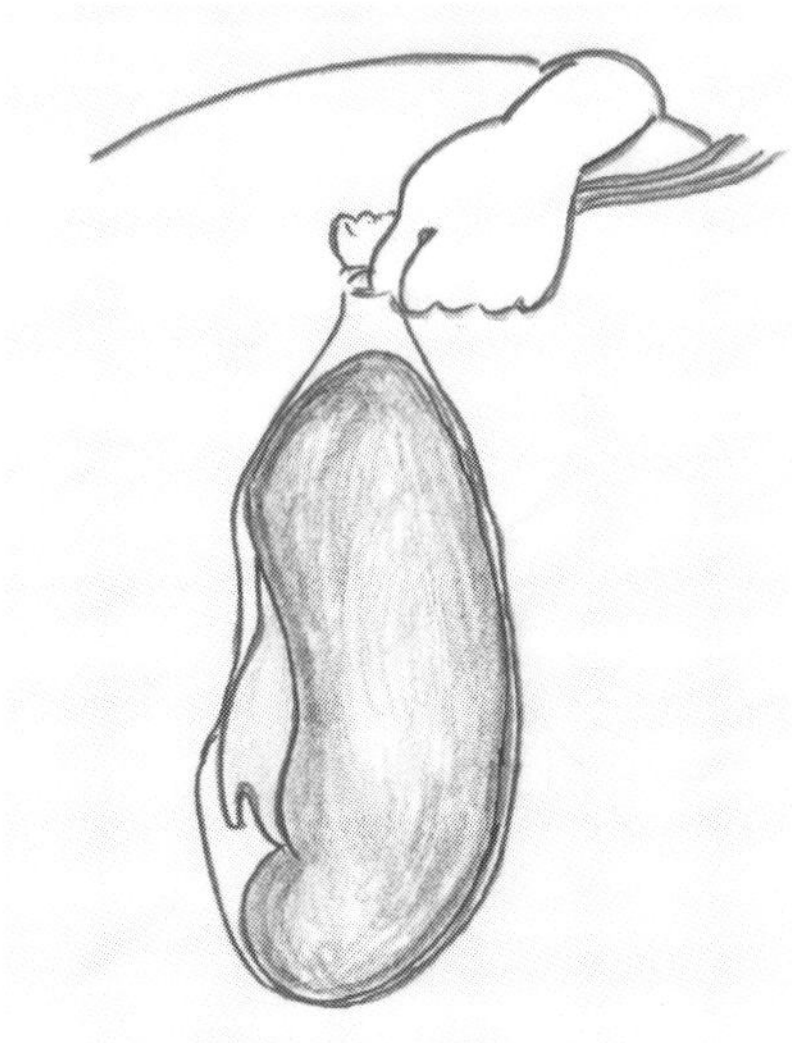

図45　イレウスバッグで回収

HALSは片手が入れられ、従来の開腹手術に近いからやりやすいと思うかもしれない。確かに左手で臓器を直接触れる強みがある。ただし手を挿入する部位を慎重に選ばないとかえって手が邪魔になって腹腔鏡による観察が難しくなる。腹腔鏡は左下腹部から挿入して、左手は右下腹部から挿入した。

国際学会でのエピソード（1990年代）

先にも述べたが、柳原の所属する国内の学会は6学会以上あり、それぞれの参加の地方会も含むと毎月いや毎週のように講演会がどこかで開催される。講演会に発表する演者や座長に指名された医局員は優先的に出張が許される。外科学会や消化器外科学会などメジャーな学会の演題採択率は60％前後なので、いい加減な内容では発表できないのは当たり前だ。一方、国際学会となると様相が異なる。コロナ禍ではなかったとはいえ、出張費も嵩《かさ》み容易に海外出張できるはずもない。

ある時、柳原が韓国のソウルで開催される消化器外科関連の国際学会にアプライ（演題申し込み）したら、採用になった。ちょうど川本助教授も採用になったので、二人で出席することになった。学会初日は柳原の発表で難なくこなした。夕食を一緒に取ろうと川本助教授の部屋を訪れたら、ベッド上で苦しんでいる。持病の腰痛が出たというのだ。横になったら治るから一人で行ってくれと言われたので柳原は他大学の外科医たちと食事を済ませた。

翌朝、様子をうかがいに行ったが、あまり改善はないようだ。柳原は「先生、もしよかったら私が代わりに発表してきましょうか？　どうせ外人ばかりだから、川本も柳原もないでしょう？」と代理を申し出たが、川本先生は、「うー」と唸《うな》るばかり。結局柳原が肩を貸して会場までたどり着いた。たまたま会場に居合わせた学会長が異変に気づき、「He's so sick. No discussion」と気遣ってくれた。何とか壇上までたどり着いて、講演が始まった。川本助教授は「Thank you Mr. chairman, Ladies & Gentlemen……」と、意外に流暢な英語で発表を済ませ、ディスカッションがないまま退場した。

部屋に帰ったら、またまた苦悶状の顔になった。「先生、救急車を呼びましょうか？」「そうだな……」結局、救急車でソウル市内の小さい病院に搬送されることになった。そこの院長は日本語ができた。「キュウセイノヨウツウショウデショウ。トニカクニュウインシテ……」と言われたが、「私たちは明日の早朝の便で帰国します。とりあえず鎮痛剤を打ってもらえますか?」と、腰部の疼痛部位にステロイドと局所麻酔剤の混合液を注射してもらい、念のため同じ薬剤と注射器をもう1回分もらって、ホテルに帰った。

翌朝、柳原が川本助教授の部屋を訪れ様子をうかがうも、改善傾向なし。場合によったら帰国を延長して治療することを提案すると、「もう一度局所注射してみてくれ」と言う。うつぶせになってもらい、柳原が「ここでよろしいか?」と尋ねると、「そこだ。そこが最も痛い‼」と、川本助教授。数分後、「待てよ⁈ なんだか効いてきたみたいだ」と少し元気になって、無事、予定の飛行機で帰国できた。

南海市立病院で経験した局所注射がこんな時に役立つとは……。椎間板ヘルニアだと、こんな簡単には良くならない。要はストレスだったんだろうか? その後痛みで苦しんでいる様子もないし、手術をしたとも聞いていない。数カ月後、川本助教授は若い医師の同行で中国に出張した。「柳原には、ソウルで世話になったんだ」といって水墨画の掛け軸を土産にくれた。値札が付いており15元とあったが、「価格ではない、真心、真心……」と思い、ありがたく頂いた。

早朝カンファレンスでのエピソード（１９９０年代）

外科のカンファレンスは朝８時に開始される。真面目な主治医はそれまでに自分の患者さんを一回りしてから、カンファレンスに参加する。術前カンファレンスのない時は、学会報告のリハーサルや研究経過報告などが行われる。

あるカンファレンスで、「昨日の浪花大学外科の鍋島教授のご講演はどうでしたか？」と、東教授が医局員に質問した。昨夜、大手製薬会社共催で講演会があり、胃癌の大家である鍋島教授の「胃癌外科治療の変遷」と題した講演を拝聴した。こんな時は上から順番に意見が求められる。「川本さん、どうでしたか？」と聞かれると、川本助教授は「大変長い経験と、豊富なデータを基にした講演で、大いに勉強になりました」と言った。東教授は、少し怪訝そうな顔をしながら「そうですかー？　柳原さん、あなたはどうですか？」と柳原に意見を求める。柳原は「別にいつもと同じような内容で、何も新しい知見がなかったように思います」と、正直に感想を述べた。すると東教授は「その通り‼」と柳原の意見に賛同してくれた。

また、別の日のカンファレンスでは、東教授が発案された「術後感染症のＰＣＲ（polymerase chain reaction）診断」についての研究生の発表があった。報告終了後、東教授が例によって「川本さん、いかがですか？」と質問する。川本助教授は「術後感染診断にＰＣＲを取り入れるなどという、誠に斬新で興味深い研究であると思います」と答えた。

「そうですか。では柳原さん、どうですか?」と言う東教授に、「すみません。全く興味ありません」と思わず本心を言ってしまった。東教授は「そうですか……」と、残念そうな顔をしたがそれ以上の追及はなかった。

カンファレンス終了後、吉田助教授の研究グループの若い医師たちが集まってきて、「柳原先生、よーく言ってくれました。あんな、検査会社とつるんだようなモノ、どこが外科研究なんですかね?」といった。

そういえば、コロナ禍が始まった頃、PCRの発案者キャリー・マリス博士は「感染症の診断にPCRを使ってはいけない」と言っていたとか。その後亡くなられたが、不審死といううわさもある。ところで、このエピソードを柳原が帝都大学の友人に打ち明けたところ、「そんな発言をしたら、帝都大学では即刻追放!」だそうだ。それが本当なら、東教授は寛大だ。

学会登板世話人（学会長）を引き受ける意味はどこにあるんだろうか?

医学部の教授というのはどうして学会の登板世話人（登板会長）をやりたがるのだろうか?外科系の国内学会では、日本外科学会が最高峰で、日本外科関連学会、日本消化器外科学会、日本臨床外科学会、日本肝・胆・膵外科学会、日本内視鏡外科学会、などがあり、内科系と重なる分野では、日本消化器病学会、日本消化器内視鏡学会、日本癌治療学会、等々数えきれない。

またこれらの上に日本医学会がある。学会を主催すれば何かいいことがあるのだろうか？　地方大学にとっては一度に数千人の外科医が集まるから、お金がたくさん落ちて一時的にも地元商店街が儲かることが期待できる。しかし、ある内視鏡関連の学会を城北大学がお世話すると決まった時の話。学会の重鎮いわく「城北大学が学会をするのはよいが、不便だから地元ではするな！」

学会をすればお金が儲かる？　バブル以前だと、製薬会社から多大な寄付金があって、多少潤ったかもしれない。今はせちがらくなって各社に学会趣意書を回しても、思ったほどのバックアップが期待できない。学会場での展示ブース代金、プログラムへの広告料などを集めるが十分とはいえない。結局、同門会に頼ることになる。「○○学会を成功させるための積立金」を医局費以外に徴収するわけである。教授に言われればまだ大学の人事で動いている医局員は嫌とは言えない。だから学会を引き受ければ引き受けるだけ医局員の負担が大きくなる。

ある時、帝都大学から東教授についてきた木村医師が教授室に呼ばれた。東教授は「秘書が積立基金の通帳をチェックしたら、積立金を振り込んでいない医局員が二人いた。そのうちの一人が君だ。一体どういうことだ？」と追及した。木村医師は土下座して「妻に言っておいたのに忘れていただけです。他意はありません」と涙ながらに謝罪した。翌日、木村医師と一緒に帝都大学から来た同僚の駒田医師が講師に昇格した。木村医師は「東教授はひどい、何もこんな時に……」と、また涙ぐんでいた。

文科省科学研究費

大学病院の3本柱は教育・臨床・研究であることは言うまでもない。学会を主催するにも、注目される研究が必要だし、学位論文も書かねばならない。しかし、大学本学から研究費と称するものはあったのだろうか？　あったとしても微々たるものであったのは間違いない。ではどう捻出する？　一つは治験だ。東教授は外科感染症の分野では有名で、新しい抗菌薬が開発されるたびに、治験の依頼が来る。治験といっても、Phase1からPhase4まで4段階に分類される。一定の動物実験など基礎研究でデータを解析した上で、ゴーサインが出れば、まず健常人に投与して問題ないことを確認する。これがPhase1。安全性が確認されたら、実際に適応とされる少数の患者さんに投与して、有効性の有無を確認する。これがPhase2。有効性が期待できれば、今度は、臨床比較研究が行われる、つまり、新薬使用群と非使用群（偽薬使用）で有効性に差があるかどうかを検討する。これがPhase3。Phase3で有用性が証明され、国が認可して、初めて新薬が市販される。そして市販後調査として、有害事象がないかどうか調べるのがPhase4だ。

ちなみに現在施行されている新型コロナワクチン接種は、特例承認でまだPhase3である。だから半分の人は偽薬を打たれているのかもしれない。またもっとも新しい二価ワクチンは動物実験しか行っていないらしい。

東教授のおかげで、わが城北大学第1外科には新しい抗菌薬が出るたびにPhase2の治験の依頼があり、研究費がある程度確保できたといえる。

もう一つが文科省の科学研究費だ。額の多い順から特別推進研究、特定領域研究、基礎研究、萌芽研究、若手研究、症例研究、その他に分類され、主として基礎研究をターゲットに申請を行う。基礎研究は研究機関が2から4年で基礎研究（A）が2、000万円以上5、000万円以下、（B）が500万円以上2、000万円以下、（C）が500万円以下で各研究チームに支給される。これをゲットするために必死になって研究計画を書く。とはいってもすでにほぼ出来上がった研究を研究計画として提出し、獲得した研究費で次の研究に必要な機器などを購入する。そういったことが大学医局内では繰り返される、科研費をゲットできないようでは研究者とはみなされない？　また、研究計画内容はもちろんだが、研究代表者の肩書もある程度ものを言うようだ。したがって基礎研究（A）はたいてい教授。（B）、（C）と助教授、講師と格が下がる。柳原も最終助教授だったので、時々B、Cの代表者に抜擢されて、その恩恵を被った。

教授選2

吉田講師は柳原より2年後輩で、同じ財前博士の研究グループの所属であった。彼は、HFCUの抗腫瘍効果の研究で学位を取得した。川本助教授をして、「これからは、柳原と吉田の時代だ」と言わせたくらいで、2名ともほどなく助教授に昇進した。すでに川本助教授がいるので、東教授の発案で、それぞれ内視鏡センター（柳原）、がん免疫治療部（吉田）の兼務での助教授昇進だ。必然的に「学内、同門会内では東教授の後任を3人で争わせるのか」と、そこここにささやかれるようになった。

しかし、同門会の長老たちは、学内の候補者を一本に絞らないことには、他学の候補者に太刀打ちできないことを前回の教授選から学び、東教授に誰を指名するか迫った。東教授は、同門会の会場では、曖昧ながら長兄の川本助教授を推すとした。柳原は、学長から以前「内視鏡センターを柳原に任せる」旨を伝えられていたこともあり、川本助教授がその気なら外部から支える旨をご本人に伝えた。しかし、川本助教授からは、はっきりした返事がもらえなかった。その後、幹事長の鬼塚先生から柳原のところに電話があり、「柳原君も今回の教授選に立候補する十分な実績があるが、前の教授選の結果を踏まえて、同門会は今回は川本君を推薦することにした。ついては柳原君は辞退してくれ」と言われた。柳原は、素直に承諾した。一方、吉田助教授はというと、長老からの同じ申し入れに、「私はそれは受け入れられない。ほかの教授の推薦をもらって、教授選に立候補する」と強気で押し切った。

そんなある日、柳原は東教授の部屋に呼ばれ、「君はどうして教授選に出ないのか？」と問われた。学長から自らの居場所を約束してもらっているので、そこから川本教室を支える旨をお伝えした。柳原は、東教授からこの話が出たのは内心うれしかった。

教授選の選考規定というものは、大学によってさまざまで、また同じ大学であっても、その時々で大きく変動する。臨床技術、特に外科の場合は、手術技量、教育指導力、研究業績（インパクトファクター）[※16]、人格など、もちろんすべてに優れた医学者が最適だが、それぞれ得意分野が異なる。また、一次選考と二次選考でも基準が大きく変わることがある。のちに柳原は、ある大学の教授選にアプライすることになるが、そこでは「内視鏡外科手術の技量に優れたもの」ということで、一次選考では柳原の臨床経験が群を抜いていた。ところが最終選考の直前でゴールが大きく動き、インパクトファクターが重視されたのだとか。柳原を誘った高山医師によると、今回は第１外科、第２外科の同時教授戦で、第１外科は洛北大学の候補者に内定している。したがって第２外科はどうしても母校出身者を教授にしたかったのだという。

また、今回城北大学の教授選では選考されず、別の大学の教授に就任した外科医は、柳原同様内視鏡外科手術が専門との評判でかつインパクトファクターが高かったが、就任後手術を披露するたびに、教室員からの信頼が遠のき、短期間で辞任を余儀なくされたという。外科はやはり実践がものをいう。

前任の東教授は、論文の数が飛び抜けていた。手術の技量は、普通（?）だったが人をその気にさせるのがうまく、付き合ってみれば尊敬できる人格であった。

川本助教授は、東教授を支えてきた、ひとえに人柄で持っている。しかし、それゆえ業績はさほどでもなかった。吉田医師は、業績は抜群であったが、手術になると人格が変わる。余裕がないのか、やや狂暴にさえなる。時には手術中に頭突きをかましたこともあったという。「大丈夫か?」とは思うが、役職はヒトを作るともいう。

今回の教授選には他学からもたくさんのアプライがあった。中でも、帝都大学の菊川助教授は、東教授の後輩で、「人格、業績とも申し分ない」とのお墨付きであった。柳原は内心、続けて帝都大系教授か?とも思ったが、あえなく一次選考で落選した。その理由が、「口演時間を5分ほどオーバーした」とのこと。結局、学内出身者二人の一騎打ちとなり、あろうことか柳原の後輩吉田助教授が次期教授に選出された。

※16　インパクトファクター：発表された論文が、他の論文にどれだけ引用されたかによってポイントがつけられる。

第5章　大病院への転勤（2000年代）

柳原は、吉田教授就任後1年間くらいは、内視鏡センター助教授として外科手術も担当した。しかし、自分への紹介の患者さん以外は、たとえ食道の手術であっても、柳原には回ってこなくなっていた。南名誉教授は、柳原のことを慮《おもんぱか》って、「内視鏡外科として独立する方法はないのか？」とまで言ってくれた。第2外科磯村教授は、「第2外科で外来をしたらどうだ？」と応援してくれた。

そんなある日、奥羽大学外科の金田助教授から「首都圏に開設予定の内視鏡外科専門病院プロジェクトに参加しないか？」という打診があった。また、世界でも有数の医療チェーンを展開する医療法人徳川会からのヘッドハンティングや南端病院のさらに遠方の大病院からもお誘いがあった。

柳原は「今が我慢の時」と慰留する支援者をしり目に、関西圏の大病院関西中央病院への異動を決めた。実は、実弟が破産してその負債が保証人である柳原に降りかかっていた。大学に20年余り勤務していたので、その退職金で借金を返済しようと考えたのだ。そして2年後には首都圏の特化型病院に合流するつもりでいた。ところが、関西中央病院は柳原が勝手に民間病院だと思い込んでいただけで、実はその地域の歴史ある公立病院であったため、退職金はお預け（割愛）となってしまった。給料は倍以上になったが、借金の利子を返すだけで精いっぱいで、さらに単身赴任で、ある意味厳しい生活が続いた。

柳原は関西中央病院では、中田副院長率いる外科チームの内視鏡外科部長として、外科手術と内視鏡診療を担当した。この外科チームは東帝大学第2外科からの派遣チームで、肝切除で有名な幕下教授や胃癌手術の世界的権威の笹山教授が若い頃に勤務されたことのある由緒ある外科チームであったが、腹腔鏡下外科手術に関しては年間10件ほどの腹腔鏡下胆嚢摘出術を実施するくらいで、やや波に乗り遅れた感があった。その立て直しのために柳原が招聘されたわけである。

将来は大学教授や大病院の院長を担当されるであろう優秀な外科医の集まりであるためか、柳原が提案するまで、術前検討会というのがなく、手術リストに挙げられた時点の手術術式が粛々とこなされていた。開腹手術の既往のある胆嚢結石は、たとえ前回手術が下腹部手術であっても腹腔鏡下手術の適応外で、大腸の早期癌も開腹手術の適応となっていた。

赴任間もなく担当した、クローン病術後胆嚢結石は予定術式が開腹胆嚢摘出術となっていたが、柳原は上司に了解をもらって、腹腔鏡下胆嚢摘出術を施行した。早期大腸癌は、研修医の格好のターゲットではあったが、腹腔鏡下手術を選択して、若い医者を落胆させた。「初めて、大腸癌の手術ができると思っていたのに……」この地域の患者さんはある意味、東帝大から来る若い医者の咬ませ犬のような感じがした。

10月の人事異動で、２人の若い医者が東帝大学から派遣されてきた。１人は国立長野大学卒、もう１人が私立の中央医科大学卒であった。歓迎会の席で、中田副院長は「また、外人部隊か?!」と落胆する表情をした。「つまり東帝大学卒でないと日本人ではないのか？　そうするとさしずめ柳原は、宇宙人か」と思った。

外科の年間手術件数が１、１００件前後であったが、柳原が赴任してフル勤務した２００３年度は、腹腔鏡下手術が約２００件で、総数１、３００件となり、外科収益も約20％増えた。病院全体としてもその年、約４億円の単年度黒字で、年度末の３月には約２、０００人いる職員全員に一律10万円の臨時ボーナスが出た。この後柳原が赴任する公立病院とはえらい違いだ。

ロボティック手術でのエピソード（2000年代）

１、０００床近くあるこの病院には研修医が30名程度おり、外科チームにも数名ローテートしていた。半分は東帝大学から派遣された研修医、残りが病院に直接入った研修医で研修内容に若干の差があった。東帝大学から派遣された研修医は大学で１年の研修経験があるので、いきなり主治医になり、手術に参加でき、場合によったら執刀も許された。一方、生え抜きは、外回りで見学のことが多い。研修医は時間外の救急担当のファーストコールを担当することが多く、翌日の手術に寝ないまま参加することがしばしばあった。

腹腔鏡下手術の内視鏡担当医はカメラを保持して、術者の操作部位を視野の中心に置くことが役割だが、ある意味手術が安定しておれば退屈な仕事でもある。東帝大学出身者でも、前の晩寝ずの後の手術なら居眠りもする。突然画面が右から左に、あらぬところを映し出す。「君、大丈夫か？」と、案じる柳原に「だ、大丈夫です」と、東帝大出身の研修医が答える。そして、気を取り直して手術に集中しようとするが、また少し経ったら、急に画面がずれる。「大丈夫か？　君、夕べ当直で寝ずの勤務だったんだろう?!　後ろに代わりが何人もいるから、少し代わって休みなさい」と、柳原が指示するが。東帝大研修医は「もう大丈夫です」と、絶対譲らない。「この根性！　これが東帝大出身の優秀さの所以か……」と柳原は妙に納得した。

ある時、イソップ（ＡＥＳＯＰ）という、カメラ保持用のロボットを使用した腹腔鏡下胆嚢摘出術を施行した。イソップというのは、あらかじめ術者の音声を登録しておき、術者の指示に従ってカメラを移動させる機能を有するロボットだ。「イソップ、ムーブイン」というと内視鏡が近づき、「ムーブレフト」というと左側を映し出すといった具合で、決して居眠りはしない。今のダビンチ（※17）などは、さらに複数の鉗子操作が、手術創から離れた部位から操作できるというものだが、当時はまだイソップが最先端であった。前回居眠りをした研修医は「イソップに仕事を取られないように頑張らなければ……」と、真顔で言った。

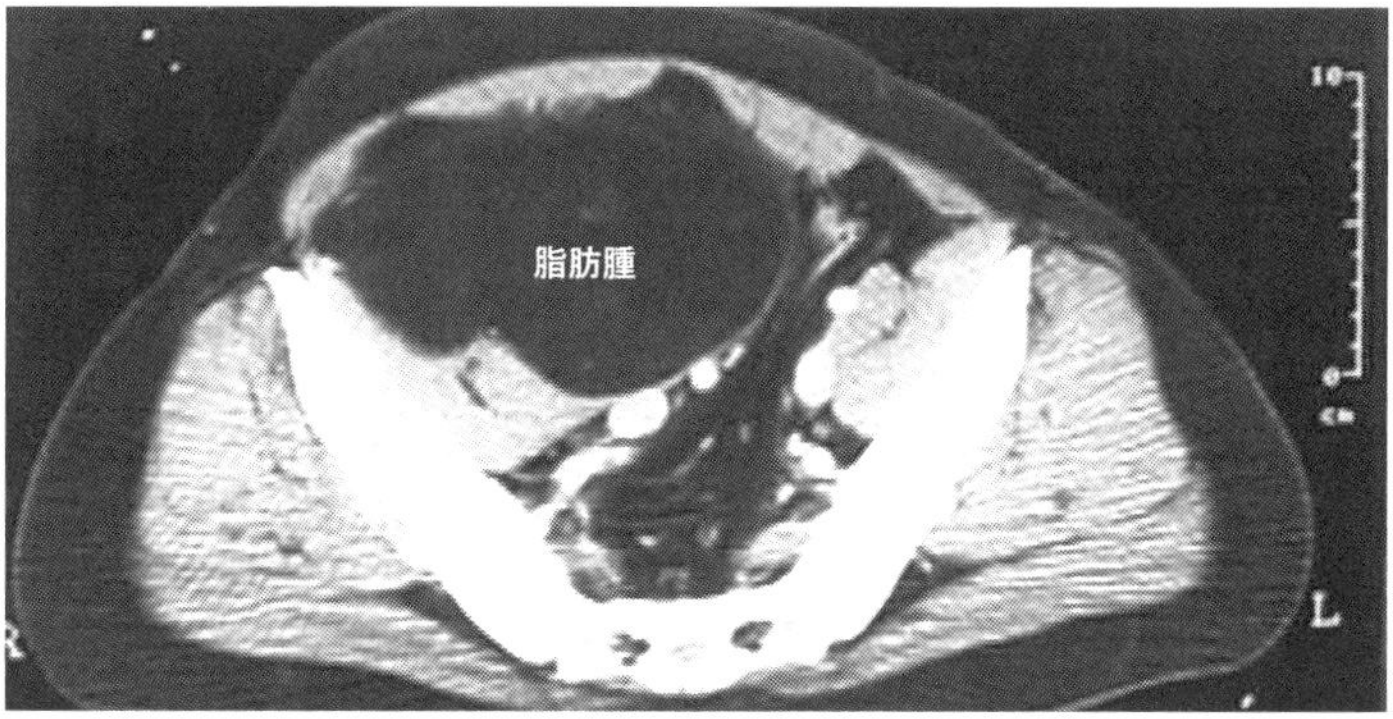

図46　腹腔内巨大脂肪腫のMRI画像

※17　ダビンチ：Master-slave型ロボット手術システム。術者は清潔な術野の近くではなく、手術台から離れたコンソールボックスの中で３Ｄの立体画像を覗き込み、遠隔で鉗子と内視鏡を操る。

肥満と思い込んでいた腹腔内脂肪腫

ある40代の男性は、ずっと肥満による内臓脂肪の増加と思い込んでいたが、ダイエットを試みても一向にお腹がへこむどころか膨れ上がってくるということで来院した。腹部ＭＲＩを撮影すると、腹腔内全体を占拠する後腹膜脂肪腫であった（**図46**）。

開腹手術だと、おそらく心窩部から恥骨上部、までの大切開が必要だ。この患者さんも、以前巨脾を摘出した時に施行したＨＡＬＳを行った。臍下に８㎝の切開を置いて左手を挿入した（**図47**）。脂肪腫は左手で容易に剥離できた。しかし、どうやって摘出する？　またまた、

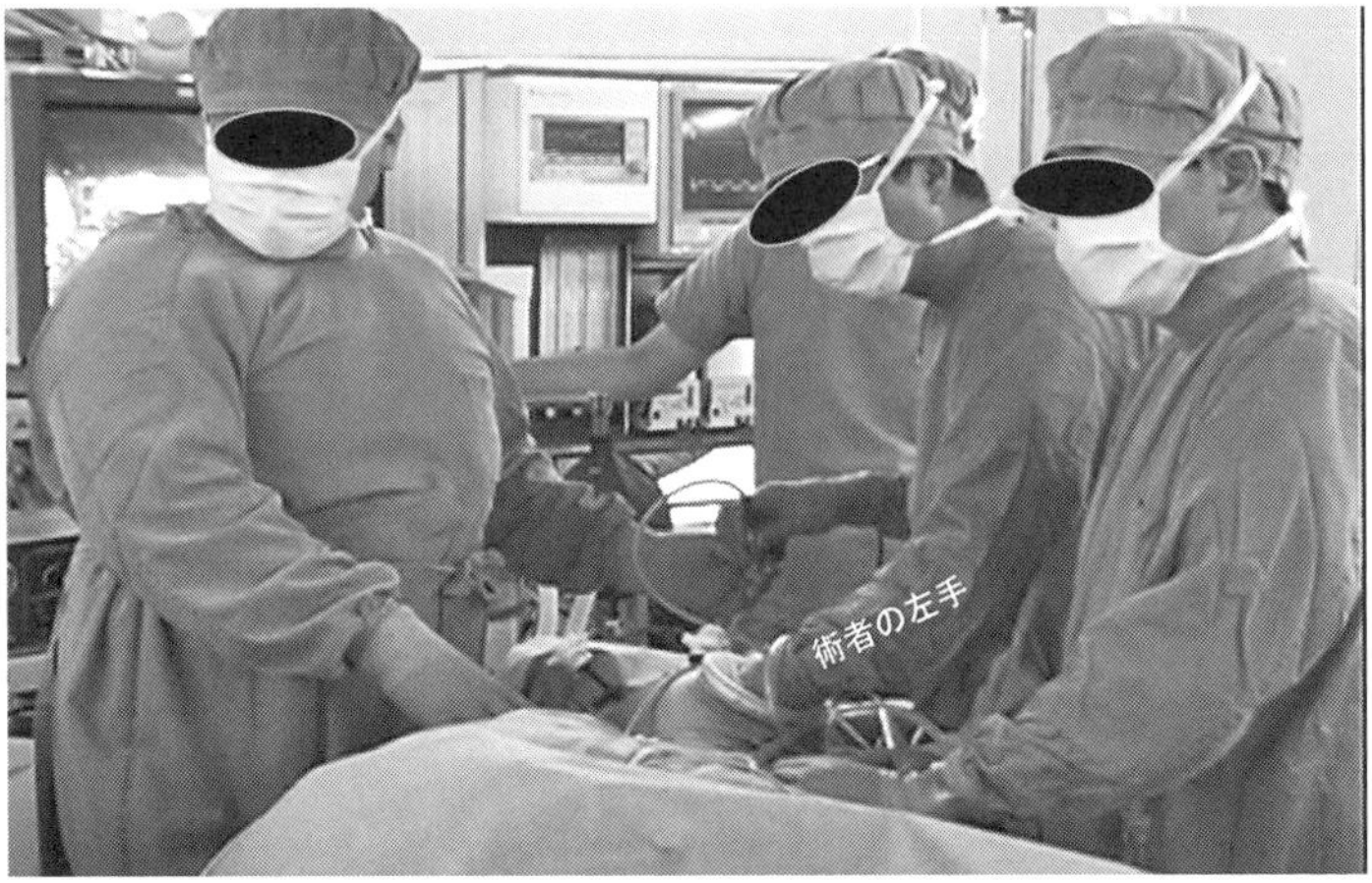

図47　片手補助腹腔鏡下手術

イレウスバッグの出番だ。ただ、イレウスバッグを敷くスペースがない……。思いついたのは布団袋への布団の収納法だ。つまり露出した脂肪腫にイレウスバッグを開いて覆いかぶせる（**図48**）。腫瘍の背側までバッグをかぶせたら、ゆっくりとバッグの紐を引っ張って開口部を締めてゆく。脂肪腫全体が袋の中に入ったことを左手の感触で確認して、そのまま締めた紐を左手で持って8㎝の切開創から引き出し、そこで紐を緩めて、脂肪腫を砕いて体外に取り出した（**図49**）。巨大脂肪腫が8㎝の切開創から摘出できた（**図50、51**）。自分の書いた「HALSで摘出した巨大脾腫」の英文論文を東帝大学から来た若い外科医に見せて、この脂肪腫の手術経験を論文に書くように言った。そして翌年アメリカで開催される内視鏡外科関連の学会での発表のおぜん立てまでしてやったが、SARS騒

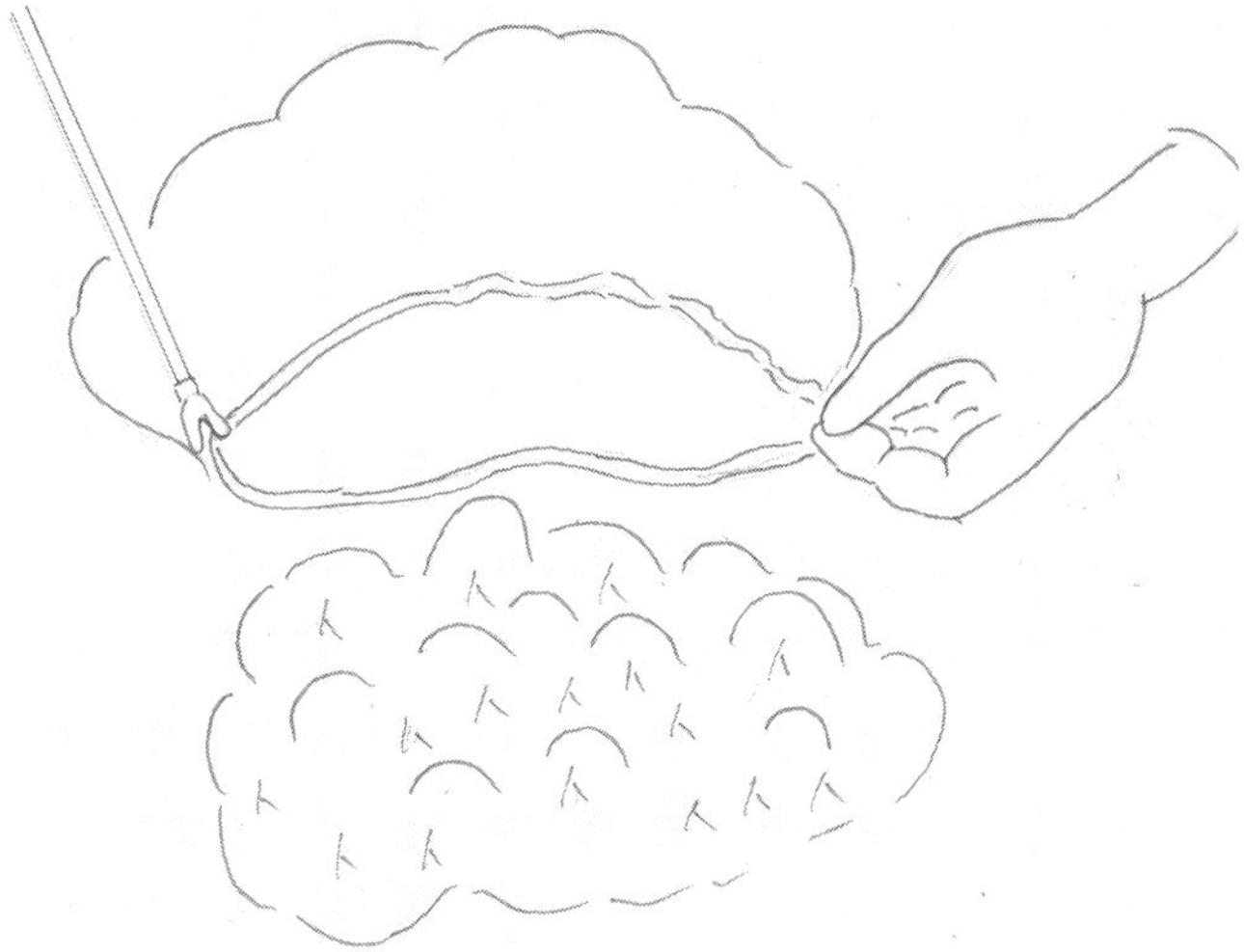

図48　脂肪腫をイレウスバッグで包み込む

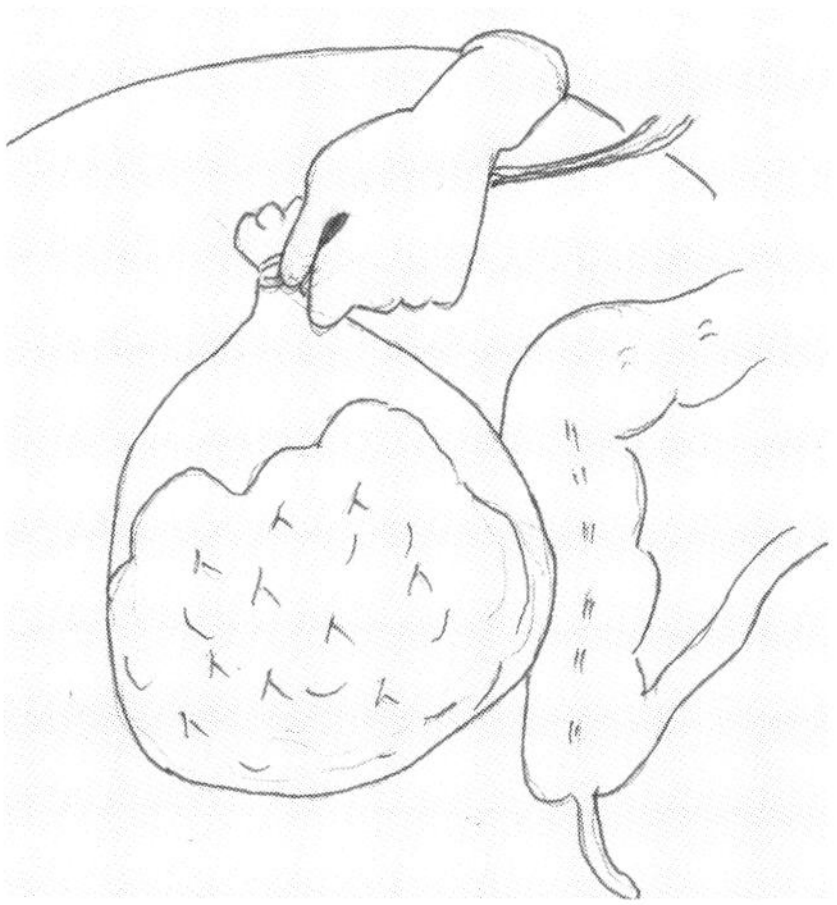

図49　片手を入れた創から引き出す

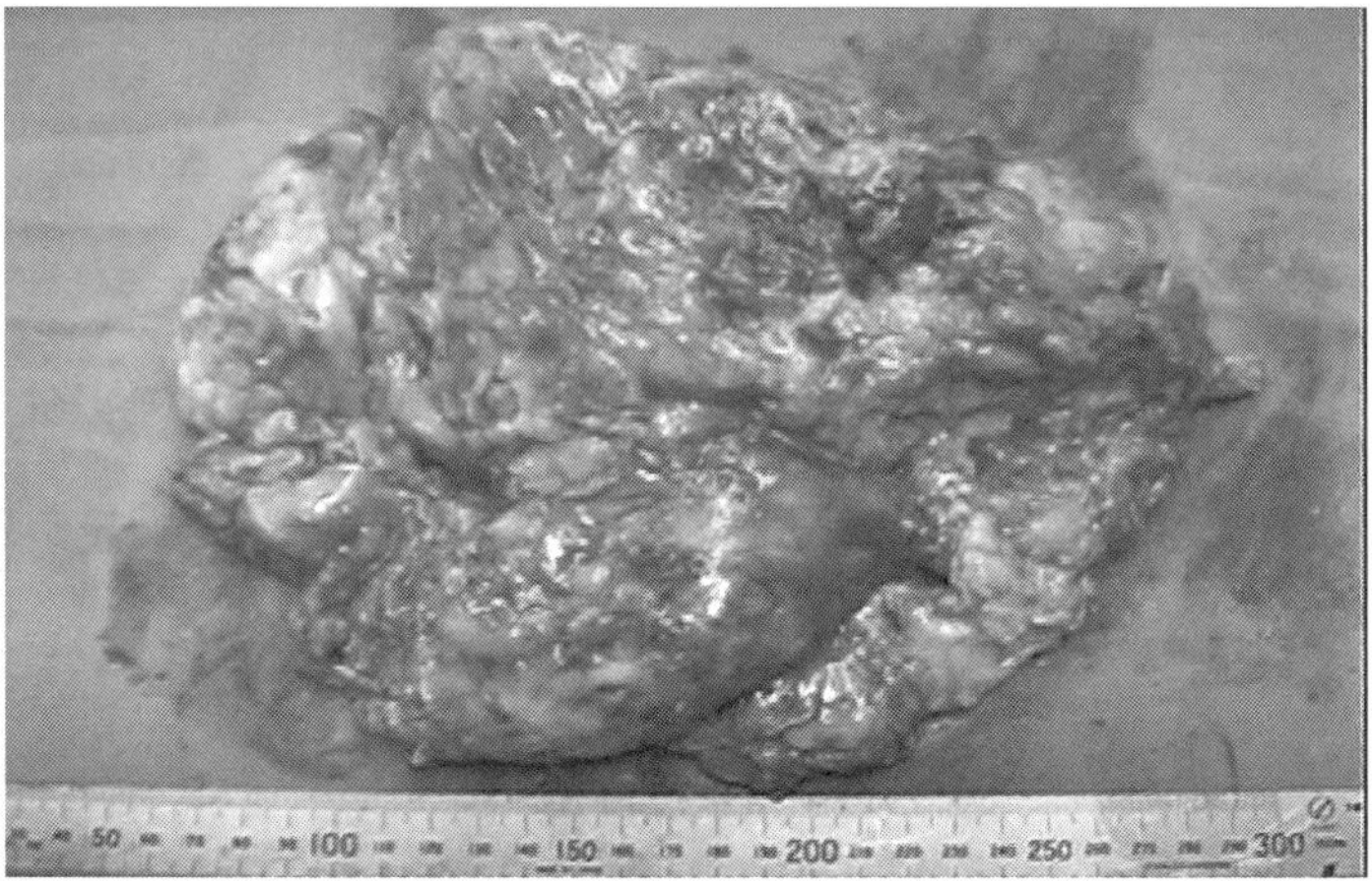

図50　摘出した脂肪腫

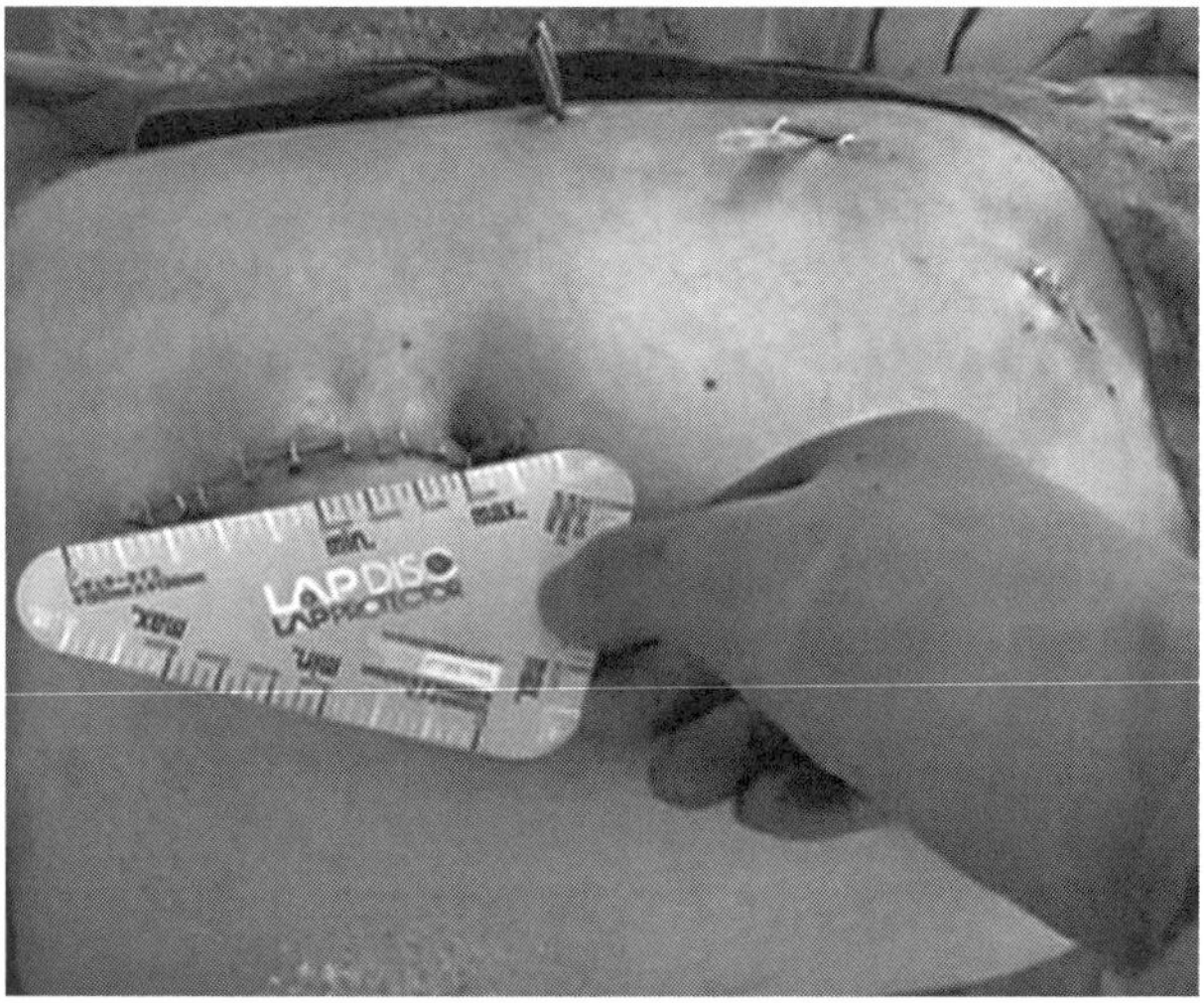

図51　巨大脂肪種摘出後の創部

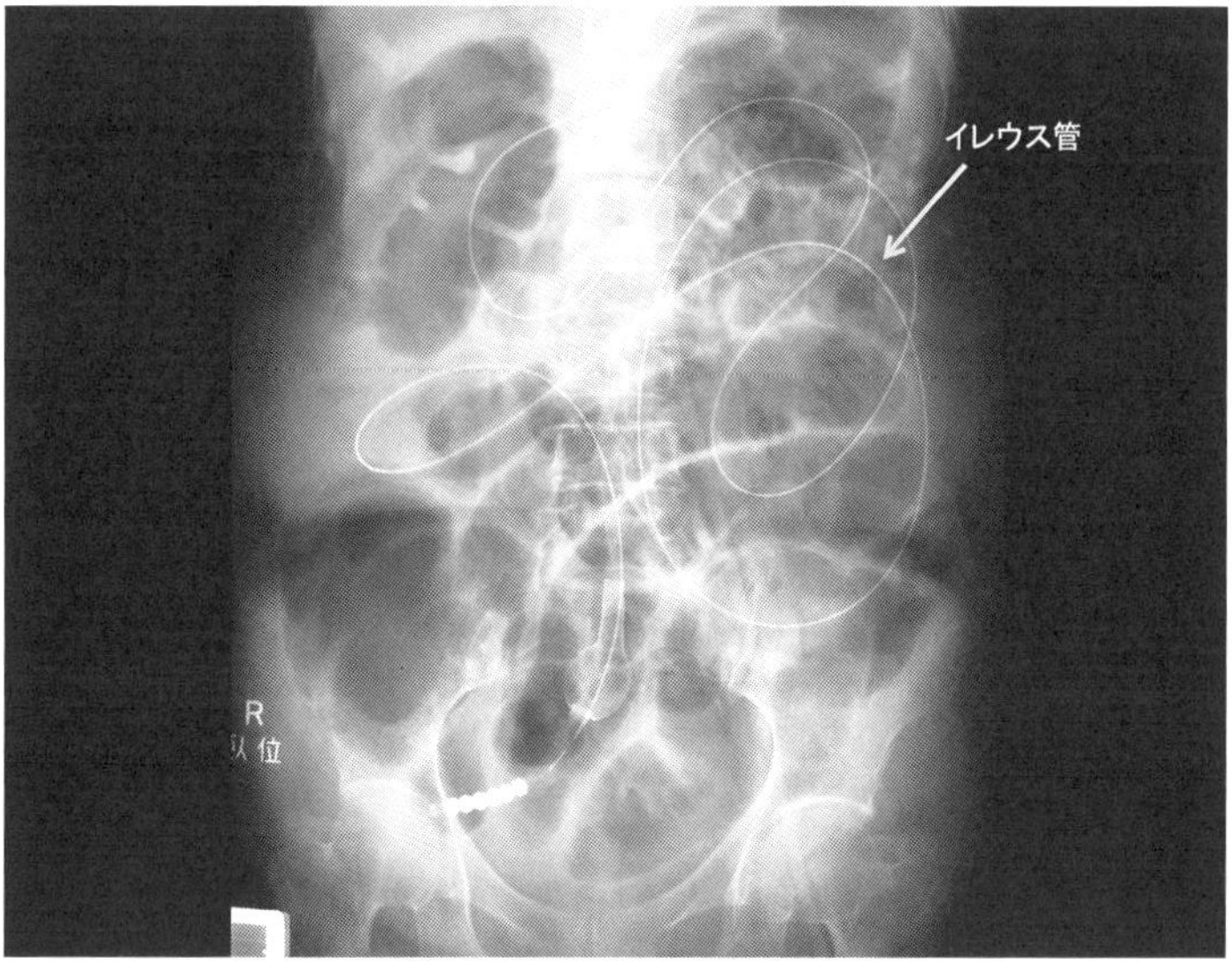

図52　腹部単純Ｘ線写真

動とテロを恐れて渡米せず、日の目を見ることはなかった。東帝大学出身でもいろいろだ。

超高齢者の大腸癌イレウス

関西中央病院に赴任した最初の年末の12月25日。92歳の女性が腹痛で救急受診してきた。主治医に聞くと、年末なので年明けに手術を考えるという。認知症はないものの、このまま1週間以上放置すると、おそらく寝たきりになる。急ぎ、Long tube（イレウス管）を小腸内に留置（**図52**）。3日後の仕事納めの日に、腹腔鏡補助下左側結腸切除術を施行した。進行癌ではあったが、何とか治癒切除が

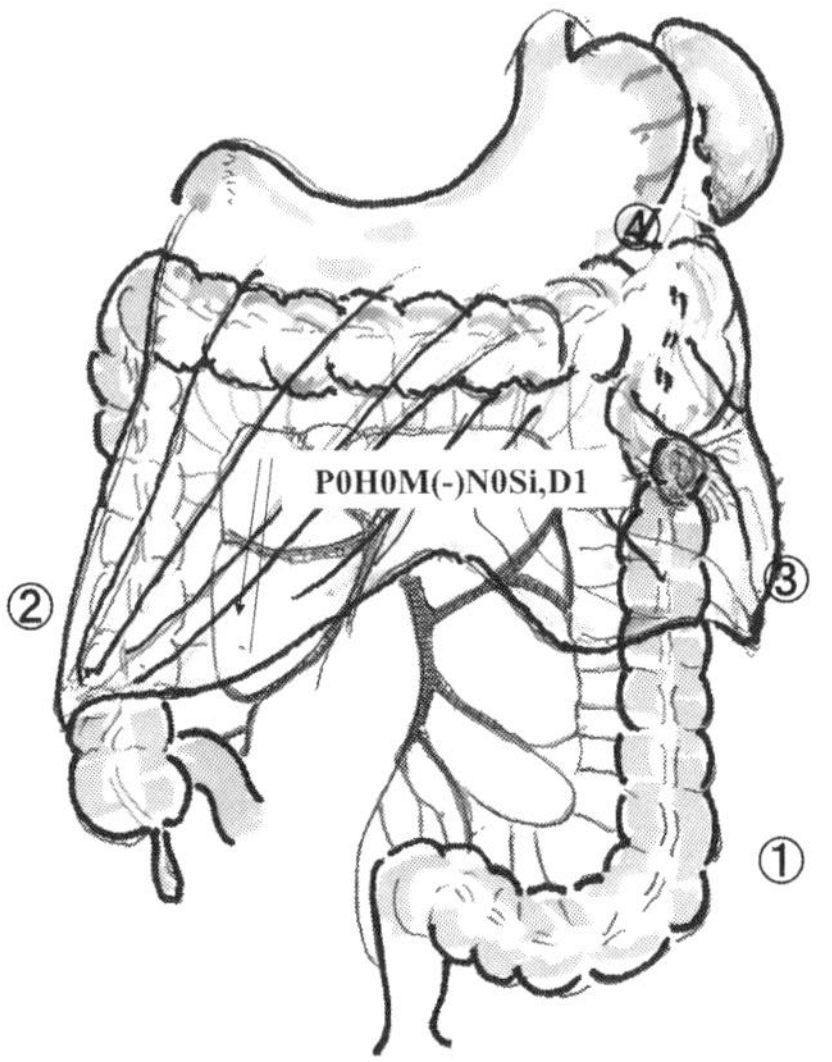
①:S状結腸授動
②:右側腹壁大網癒着剥離
③:左側腹壁大網癒着剥離
下行結腸授動
④:脾結腸間膜切離
（後半はHALS）

図53　腹腔内所見と手術手順

できた（$H_0T_3N_1P_0D_2$、**図53、54、55**）。術後12日目に独歩退院した（**図56**）。もう会えないかもしれないと思っていたら、半年後歩いて病院まで来てくれた（**図57**）。これも手術してよかったケースだ。

主治医が考えたように、年明けまで待っていたら長期臥床《がしょう》と誤嚥性肺炎で根治手術どころではなかったかもしれない。迅速な決断が功を奏した。

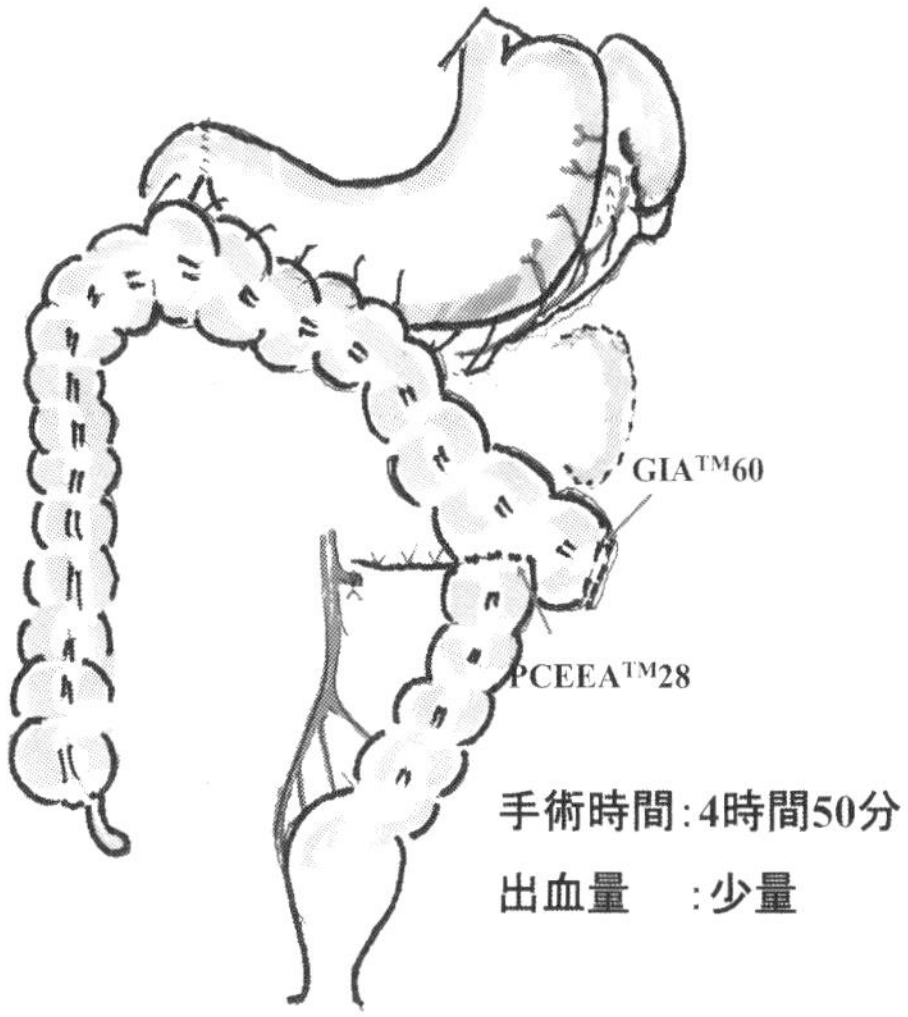

図54　再建図

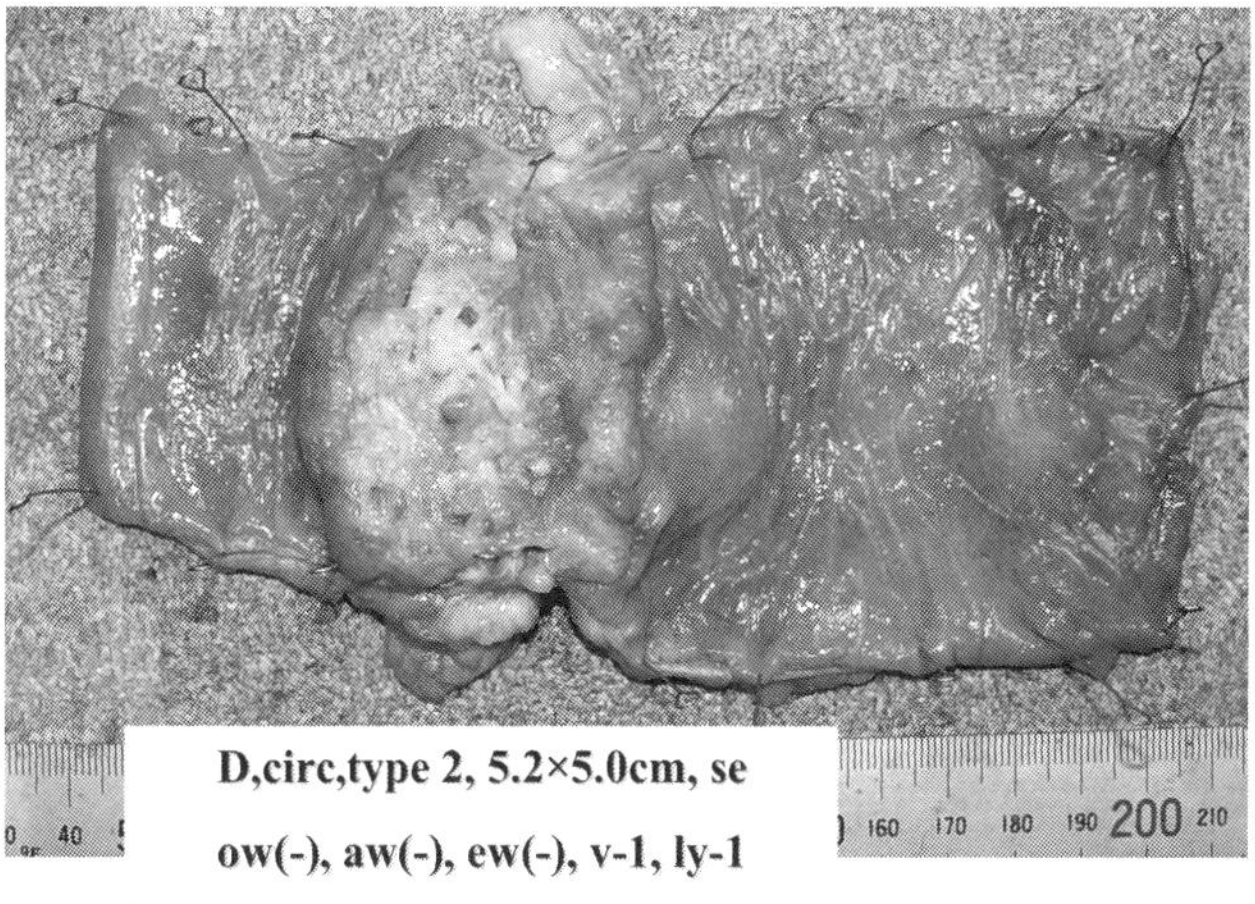

図55　摘出標本

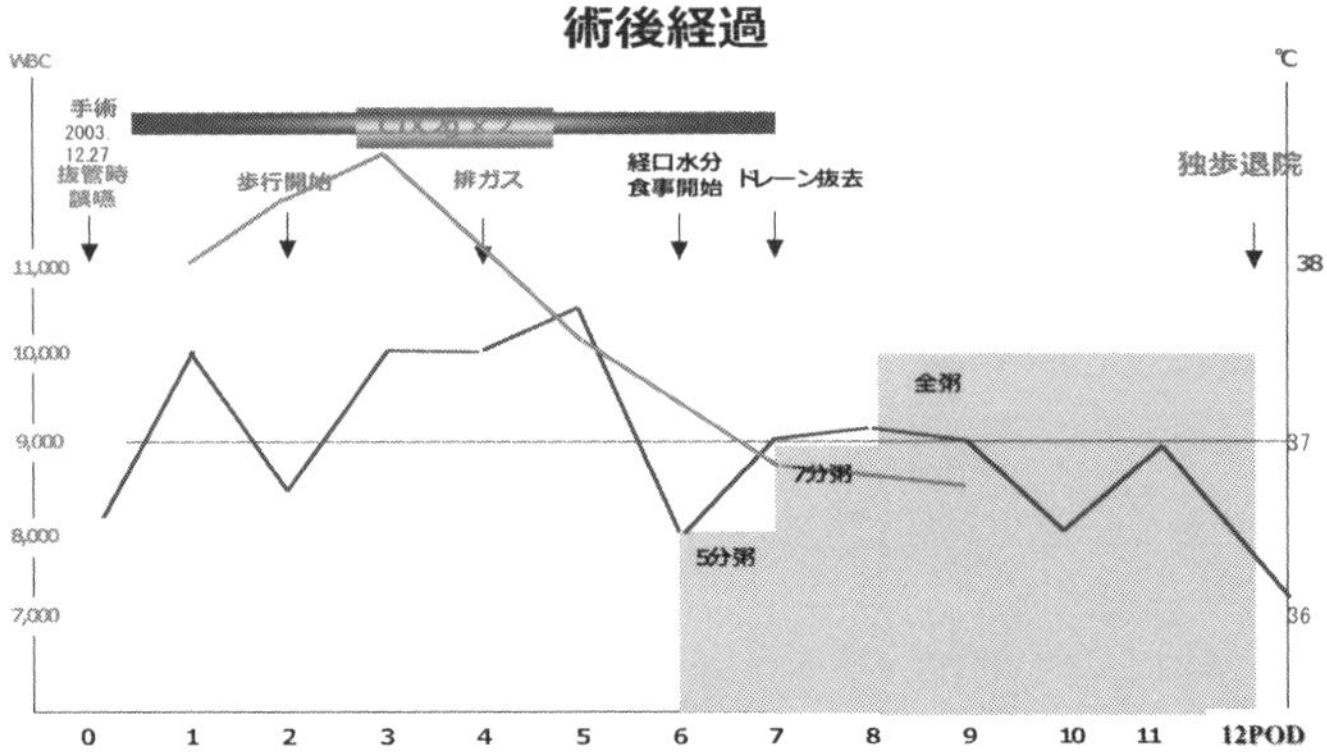

図56　上行結腸癌の術後経過

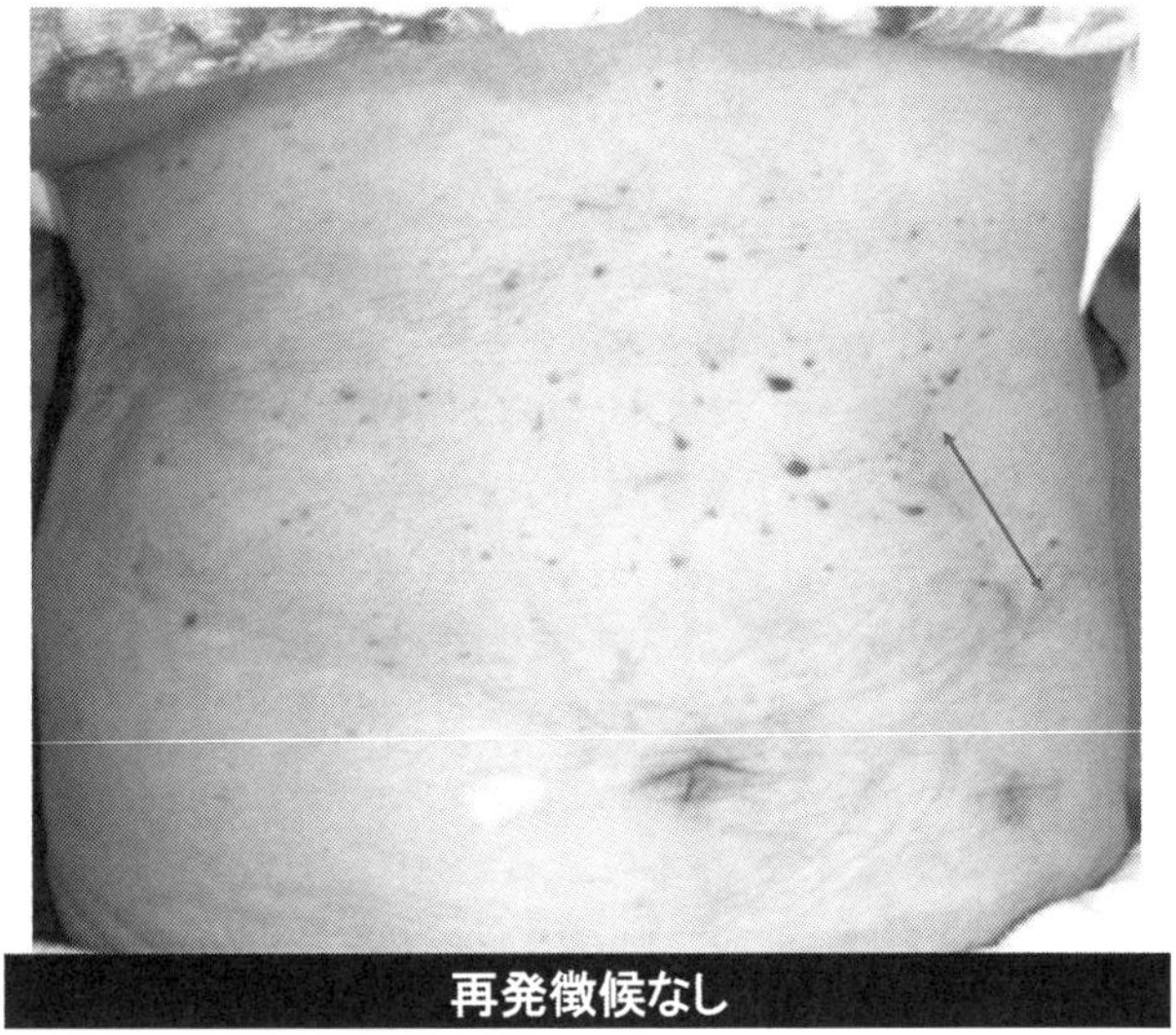

図57　術後６カ月来院時の腹部

アンコウの肝のエピソード

ある年末、いつになく長い手術を終え、帰りが深夜になってしまった。こんな時寄る店が、「上総《かずさ》」という店で、店の名前どおり店主は千葉県出身で、柳原も関東出身ということでいつも親しくしてくれていた。その日も、遅い夕食のために立ち寄ったところ、こちらが注文する前に、「先生、これ食べて」と、アンコウの肝の酢の物が出てきた。少し生臭かったが、柳原は店主のサービスだと思って無理して食べた。ところが、食べ終わって30分も経たない間に、全身にひどいかゆみが襲ってきたので、食事もそこそこに、帰宅することにした。「大将、お勘定お願いします」「5、000円です」アンコウはサービスではなかった……。急いで宿舎に帰り、シャワーで体を冷やし、薬箱の中から、抗ヒスタミン剤を探して、内服して床に就いた。翌朝、鏡を見ると顔まで蕁麻疹で赤く腫れあがっている。手術前に、皮膚科を受診。ステロイドの注射を受け、予定手術に臨んだ。手術中、隣の担当医が、もろに気持ち悪そうな表情をしていて、申し訳なかった。しかし手術は無事済んだ。

週末帰宅して、柳原は妻に、アンコウで大変な目にあった話をした。ところが、翌日の夕食の席について、愕然とした。アンコウ鍋であった。「昨日、アンコウで大変な目にあったと言ったじゃないか」「酢の物だったんでしょ？　今日は、鍋だから大丈夫」と。その日柳原は野菜しか食べなかった。

以前にも同じような目にあったことがある。柳原が初めて妻の実家にお世話になった時のことだ。1日目の夕食に、カキの酢の物が出てきた。初めてであったがおいしかった。「おいしいですね、僕はこういうのが好きなんです」翌晩、また同じものが出てきた。「カキの酢の物が好きだと言っていたから……」少し、生臭いなと思ったが、無理して食べた。明け方から、腹痛、嘔吐、下痢。翌日は、義母と妻の3人で山登りだった。フラフラで何とか帰ってきたが、どうにも体がだるい。結局、3日間泊めてもらうことになった。義父は「しょうがないな」と、迷惑そうな顔をした。4日後、やっと歩けるようになって帰宅。ひょっとして、肝炎ってこんな感じなのだろうか。欧米ではカキの生食が原因でしばしばA型肝炎を発症するそうだ。

腹腔鏡外科技術認定医（2000年代）

ちょうどその頃、内視鏡外科の普及とともに、内視鏡外科手術の技術評価を行う制度が普及し、柳原も初期の審査員の一人に選ばれた。自らが執刀した内視鏡手術をビデオにすべて収録し、お互いに審査して初代認定医となった。外科学会や消化器外科学会、あるいは消化器内視鏡学会などは、業績と筆記試験、せいぜい口頭試問までで、技術評価はなかったので、実技を見せるという意味では画期的試みであった。さっそく翌年から審査が開始されたが、応募が殺到した。一人の申請者のビデオを委員二人がノーカットで確認する。一定の判定基準に沿って採点して、70点以上が合格で、２名の審査員の意見が一致すれば合否が決定する。もし判定が分かれれば３人目の審査員が評価して最終決定する。当然のことながら、３人目に指名された審査員は「どうして意見が分かれたのか？」と疑ってかかるので、３人目まで行って合格するのは非常に珍しい。ビデオはどれだけ長くてもノーカットで観ることになっていたので、年末の休みを返上して審査に当たった。

翌年、認定希望者が殺到したため、全分野を20人余りで審査するのは負担が大きすぎると事務局が判断して、１００人まで審査員を増やすことになった。そして審査員の候補者のビデオ審査を行った。

柳原が審査したあるビデオが問題であった。大体、手術が始まって5分くらいの鉗子の動きを見たら、術者の技量がどんなものか分かるものだ。そのビデオは、どう見ても鉗子の動きが悪い。ついに、大網の一部から出血が生じてしまった。早く止血するべきなのに、そこで、操作が1分以上止まってしまった。「あれ？　出血しているのに、どうしたの？」と、思っていたら1分以上過ぎてから、突然鮮やかな鉗子さばきが始まった。速やかに止血操作が行われ、以後順調に手術が終わった。「これは、間違いなく術者が交代した！」と柳原は、判定会議で強く主張したが、九州中央大学の南野教授に却下されて、この術者も委員の仲間入りを果たした。「首都圏随一といわれる東帝大学の先生の手術にケチをつけられるのは、柳原先生くらいだよ！」と、いつも親しくしている紀和大学の長居医師になじられた。

当時の胃部門の合格率は確か30～40％であったが、柳原が、関西中央病院で、マンツーマンで指導した外科医が、翌年の認定試験で見事合格した。そんなこんなでスタートした技術認定制度も20年近くが経過した。

内視鏡外科特化病院プロジェクト（2000年代）

柳原は関西中央病院入職当初から、そこでの勤務は2年間と決めていた。その後は内視鏡外科に特化した病院、品川メディカルセンターの一員になるつもりで月に1～2回のペースで都内で開かれる会議に参加していた。外科のメンバーは奥羽大学金田助教授、北陸大学白川講師、日本海大学桜田医師などそうそうたる顔ぶれで、まさにドリームチームであった。というか、「この中で私は何をすればいいのか」と思ったが、柳原は上部内視鏡や、大腸内視鏡を施行できるということで声がかかったみたいである。これに加え、婦人科専門医、麻酔科専門医、それから放射線科専門医と施設を経営する某リスクマネージメント会社社員がメンバーだった。この会社は全国ネットで、会員が1万人以上おり、そこの健康管理も兼務するとの話であった。放射線科医の要望もあり、PET-CTを2台設置するという。会議を重ねるに従い、外科チームの夢はどんどん膨らんでいくばかりであった。また、会議の後の、金田、白川、両氏との酒宴も単身赴任の柳原にとって楽しみの一つでもあった。紅一点の桜田医師の美貌も柳原の下心なしの癒しとなった。

しかし、会社側は別の方向に話が発展していた。Cryosurgery(※18)の導入？　光線力学的治療(※19)、失禁外来？「誰が担当するの？　19床しかないのにどこに入院させるの？　患者さんは比較的裕福で、ＶＩＰ待遇？」地方の田舎で行っていた医療と大きく解離する。次第にドリームチームから柳原の気持ちが遠のいていていった。

そんな時、後輩の吉田教授から電話があった。「そんな大病院にいるとはつゆほども知らなかった。今度、ぜひ一度相談したいことがある」と言う。数日後、大阪市内のホテルでの会食で「城北大学外科の関連施設では西の果ての、濃尾市民病院外科の業績が悪化して、市長からクレームが来ている。ついては、2年上の外科部長を異動させるので、帰局してそこに赴任してくれ」ということであった。濃尾市民病院は、県境を越え名古屋まで20分の場所に位置し、いくつかの大学病院の関連施設が近接する激戦区であった。2年上の先輩は、前院長から請われて赴任したと聞く。しかし、柳原の赴任については同門会の長老でもある前濃尾市民病院長からも同意を得たとのことであった。単身赴任に疲れかけていた柳原は、思わず引き受けてしまった。

※18　Cryosurgery：液体窒素などを用いて病変部位を凍結壊死に陥らせて脱落させる治療法。

※19　光線力学的治療：悪性腫瘍に特異的に集まる光感受性物質を事前に投与し、腫瘍内の光感受性物質の濃度が最も高くなった時点で弱いレーザーを照射して、癌を特異的に壊死に陥らせることを目的にした治療法。

第６章 激戦区の外科チーム

２００４年８月、柳原は濃尾市民病院外科部長として赴任する予定であった。ところが赴任当日、なぜか辞令を受けるのは柳原一人ではなく、産婦人科医師３名も同席していた。しかも、柳原は外科部長ではなく副院長という辞令であった。

濃尾市民病院は、外科の不振だけでなく、もっと大きな問題を抱えていた。ある医療事故がきっかけで、帝都大学から赴任していた産婦人科チームが、先月一斉に撤退した。慌てた当時の事務局長が尾張大学病院に駆け込み、土下座して頼み込み、産婦人科チームを派遣してもらったのだ。帝都大学の医師は、優秀な人が多いが、その分気位が高い。気に入らないことがあると、一斉に撤退してしまう。一方、３名で来た尾張大学産婦人科チームのリーダーは赴任の条件として、副院長のポストを要求した。彼女は年齢は柳原より上だが、卒業年度が柳原より6年遅かった。彼女を副院長にするのなら、柳原を外科部長のままで採用するのはおかしい。結局二人とも副院長の辞令を受けることになったのだ。ちなみに、小児科の宮野部長は城北大学の柳原の1年先輩だが、部長のままだ。総合病院とはいっても２５０床の病院なのだが、この時点ですでに副院長が4人になった。

1カ月後、濃尾市民病院奥村院長から話があり、来月で退職するという。柳原は、はめられたと思った。「入職して2カ月で院長の重責を押し付けられるのか?!」しかし、後任は柳原ではなく、以前、南端病院の院長選で選ばれず、臍を曲げてそこを退職した、帝都大学内科出身の三田医師であった。これを知った、泌尿器科の鶴田副院長が突然退職した。鶴田副院長は、帝都大学卒業で奥村院長の後任は自分であると思っていたのかもしれない。三田院長についてきた峰山医師は柳原より卒業年度が1年早かったので副院長として赴任した。そして出身大学は違うが同期の小児科宮野医師も副院長に昇格した。この時点で副院長が5人となって、職員からは5レンジャーと揶揄された。内科の有山副院長は還暦を過ぎた長老なので赤レンジャー。産婦人科の西山先生は女性なので、桃レンジャー。峰山副院長が緑レンジャー、宮野副院長が黄レンジャー、とすると柳原は青レンジャー?

身内の手術（●2000年代）

柳原が外科医になって30年余り経っていた。そういえば身内の手術も何度か担当した。最初が叔母の胃潰瘍、次は当時92歳の祖父の鼠径ヘルニア。その次が叔父の直腸癌手術。術後1週間目に腸閉塞を併発し、再手術の説明を受けた時の、叔父のつらそうな顔が忘れられない。3年前に他界するまで、十数年間腸洗浄を欠かさず続けた几帳面な人だった。妻は、長女妊娠中に骨盤位が判明したため帝王切開手術となった。その時柳原は手術に立ち会い、自ら妻の腹部創の皮膚縫合をかって出た。埋没縫合を行ったが、あまり良い出来栄えではなかった。

長男は中学生の頃、末の妹が食べている調理しながら食べるお菓子をもらったつもりが、誤って調理用の道具（つまようじに突起のようなものが付いた3～4㎝の大きさ）を飲み込んで苦しがっていたが、ちょうど柳原が手術を終えたところに、救急受診してきた。食道下部に引っかかっていたのを内視鏡的に摘出した。

柳原が濃尾市民病院に赴任した年の秋、腰痛で長女が救急受診した。その時整形外科医がオーダーしたＭＲＩで、偶然骨盤腔内に巨大腫瘤を指摘された。卵巣腫瘍だ。婦人科の医師に相談すると、開腹手術の適応だと言われたが、柳原は「切除するまでは自分にやらせてくれ」とお願いして、産婦人科と共同手術を行った。

腹腔内を覗くやいなや、「こんなのは、普通はオープン（開腹）でやりますよ」と婦人科の介者が言う。しかし、幸い良性の巨大腫瘍と判断できたので、約２００ｇの腫瘤を回収袋に収納して、その中で粉砕して臍から摘出した（**図58、59**）。２時間足らずで手術は終了したが、滅多に汗をかかない柳原の額は汗びっしょりとなっていた。

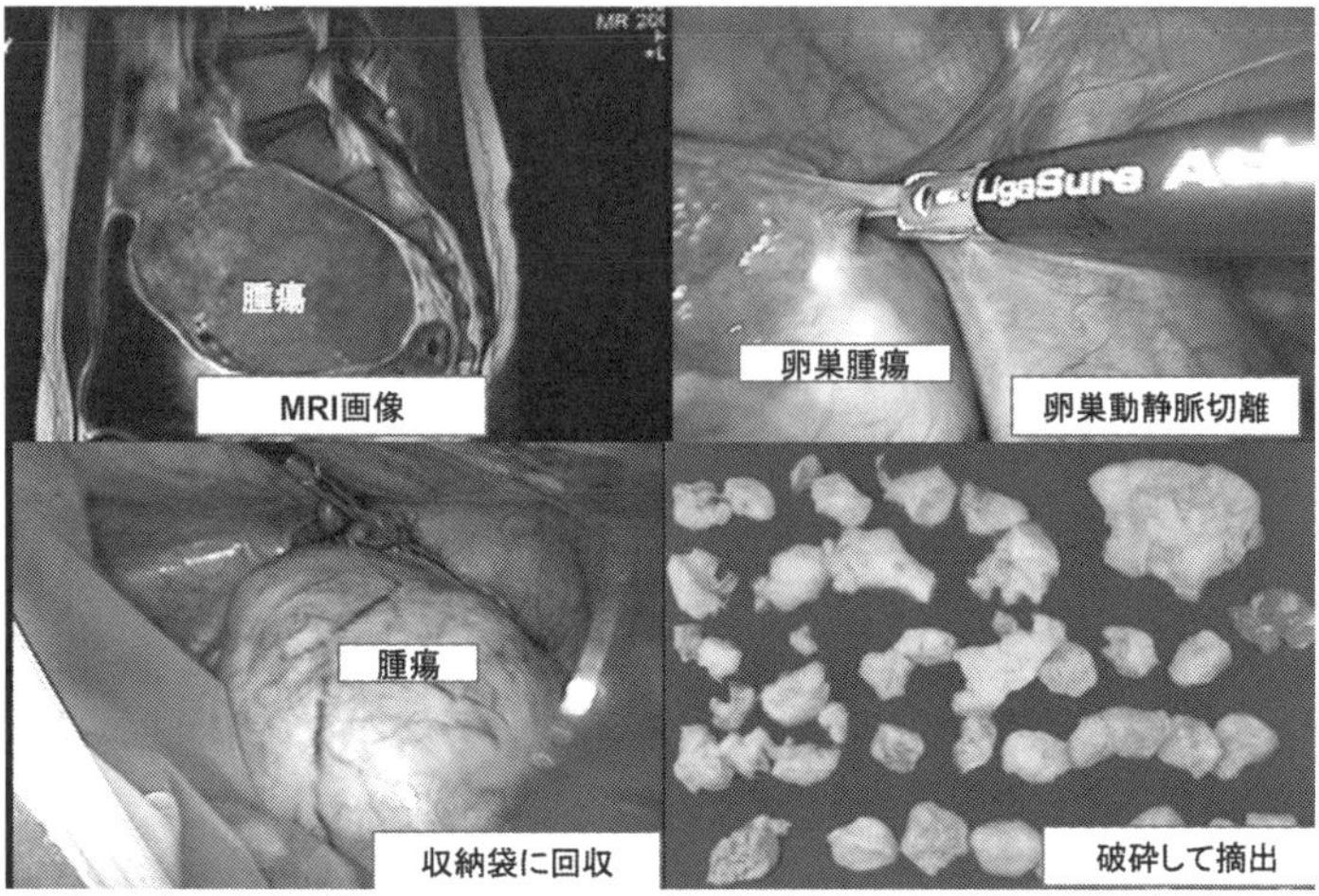

図58　巨大卵巣腫瘍の腹腔鏡下摘出術

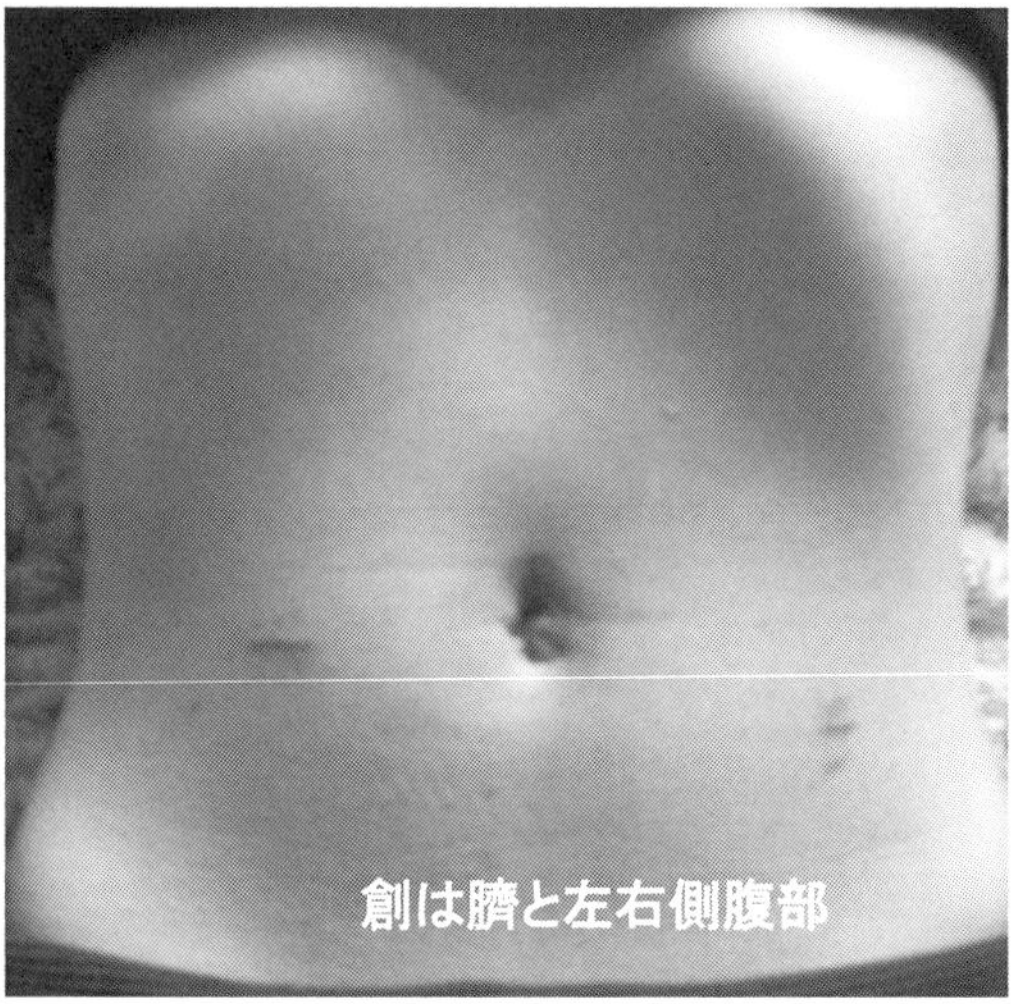

図59　退院時の腹部

執刀医の心配をよそに、術後３日目に退院した長女は午後には退屈だからと、近くの公園まで散歩に出かけるほどの回復ぶりで、７日目には復学した。片方の卵巣は犠牲になったが、その後二人のかわいい子供に恵まれた。

若い医者に「自分の最愛の人ならどうするか、よく考えなさい」、「身内にできないようなことを他人様に強いてはいけません」など、いつの間にか偉そうなことを言う立場になっていた。「俺も昔、女房の手術をやったことがあるよ」と、外科医Ａ。「女房は所詮他人だよ、でも、子供は自分の体の一部だからね」と、外科医Ｂ。

まあ、どちらがどうかはさておいても、他人様にするのと同じことを身内にするっていうのは大変なものだと感じた。

腸閉塞に対する腹腔鏡下癒着剥離術（●２０００年代）

腹部の手術が原因で、腸閉塞を発症することは開腹手術の後でしばしば見られる。基本的にはイレウス管[※20]による減圧を行い、保存的に経過を見るが、中には減圧しても腸閉塞の再燃を繰り返す場合も少なくはない。

腸閉塞に対する腹腔鏡下癒着剥離術の適応は、術前にイレウス管による減圧ができ、かつ狭窄部位がある程度判明している単純性イレウスとしている。

発症直後は、腹部膨満が強く、とてもワーキングスペースが取れないので、イレウス管で減圧して、小腸造影で狭窄部の目安をつけて、オープン法でスコープを入れる。基本的な手順は以下の通りだ。

まず腹壁に癒着した腸管を剥離する。腹部正中切開術後の大部分は臍周囲の瘢痕《はんこん》部に癒着していることが多い。癒着の疎《そ》な部位から剥離していく。余裕があれば術者の左手鉗子用のトロカー(鉗子を挿入する筒)を追加するが、気腹を行うと、この部位は腸管そのものの重量でカウンタートラクションがかかるので、腸管を把持しなくても剥離可能である。癒着の強固な部位は、腹壁に切り込むぐらいの気持ちで剥離を進める。胃癌術後の横行結腸の癒着は強固なことが多い。横行結腸を損傷すると修復困難なことが多いので、単に癒着だけ認められる場合はむやみに横行結腸の剥離は行わない。

腹壁の癒着が剥離できたら、トライツ靱帯から回腸末端まで追跡できるか腹腔内を観察する。骨盤内の癒着があれば、これを可及的に剥離するが、小腸同士の癒着は、鏡視下にはこだわらず、次の小切開下の検索にゆだねる。

次いで最も腸管同士の癒着が強い部位に近い手術瘢痕部位を約5㎝切開して、ラッププロテクターという創縁保護装置(通常12×12㎝)を装着し、小腸を体外に引き出し、腸管同士の癒着剥離と狭窄の有無、損傷の有無を検索する。強い狭窄部位は切除して再吻合する。

最後に、検索した腸管を腹腔内に返し、小切開創直下にセプラフィルム(※21)を貼付して閉腹する。

開腹S状結腸切除術後に発症したイレウスの患者さんは、腹壁に癒着した小腸が原因であった。小切開開腹下に腸管の癒着を剥離して修復した。

2年後に上行結腸癌が発見されて腹腔鏡補助下手術を施行したところ、腹腔内にはほとんど癒着は見られず、右半結腸手術が問題なく施行できた。

産婦人科手術後に頻繁に腸閉塞を繰り返した患者さんは、毎月のように腹痛と嘔吐に悩まされていたが、地元の大学病院では、「手術は無理だから、一生我慢しなさい」と言われたそうだ。腹壁の癒着が原因と思われたが、これを剥離した後、骨盤内の癒着剥離も追加した。以後数年経過するもその後のイレウスの再発はない。

※20　イレウス管：通常の経鼻胃管が1m程度であるのに対し、イレウス菅はロングチューブという別名のごとく3mほどと長く、先端にバルーンがついている。このチューブの先端を胃内ではなく、十二指腸水平脚あたりまで誘導すると、腸蠕動により先端が進んで行き、腸内容の減圧が図れるという仕組みだ。

※21　セプラフィルム：ONC・フロージャパック。術後の癒着防止剤。

消化管内異物

長いこと医師をやっていると、いろんな異物に遭遇した。最初は赤ちゃんの咽頭部に引っかかった100円玉。全身麻酔をかけて内視鏡で摘出した。窒息せずによかった。上顎の総入れ歯が喉頭部を塞いで呼吸困難に陥ったおじいさんや、食道内に竹の切れ端が挟まっていた患者さんもいた。どうしてこんなものを飲み込んだのか？

6歳の小児がビー玉を飲んだ時は、麻酔なしで内視鏡を飲んでくれた。摘出されるまでは大人しかったが、食道を傷つけてないかもう一度内視鏡を挿入しようとしたら、今度は絶対に飲んでくれなかった。子供は正直だ。赤ちゃんが飲み込んだアルカリ電池は、強力磁石で釣り上げた。強力磁石を先端に付けたゾンデを胃内まで挿入すると、アルカリ電池が勝手に磁石に飛びついてきた。

ある夜当直医から電話があり、「大人のおもちゃを肛門内に挿入したら、取れなくなったという患者が救急受診した」という。当直医は開腹手術を主張したが、診ると腹膜炎症状はないので、内視鏡的に摘出を試みた。大腸内視鏡を肛門から挿入しておもちゃの先端をポリペクトミー用のスネアという輪っかで把持して無事取り出すことができた。患者さんは無事帰ったが、1カ月後また同じトラブルに陥り、隣の病院に運ばれた。今度は即開腹手術されたそうな。

大人のおもちゃは、スネア鉗子で把持して取り出すことができたが、野球のボールが出なくなったケースもあった。柳原は7・0のサイズの手袋を装着して、右手を肛門から挿入してみたが、指先しかボールに届かない。当時一緒に当直していた女医さんの手袋サイズが5・0（通常は6・0〜8・0のサイズ）と小さく、手首まで入った。「何だか、肛門が閉まってきます……」。しかし直腸内でボールをつかむことができない。結局この男性は、帝王切開、いやいや開腹してボールを取り出すことになった。

故意に飲んだ縫い針は、十二指腸を貫き、膵臓にぐさり。もちろん腹腔鏡下に抜去した。胃を通過した異物の90％は肛門から排出されるという。不幸な出来事、でもラッキーでもあった1例。胃全摘後でフォロー中の患者さんが肛門が痛くてたまらないと来院した。見ると長さ5㎝くらいはある鯛の骨が、肛門の歯状線あたりに突き刺さっていた。もう少しで、外界に出るところだったのに……。しかし、もっと口側で刺さっていたら腹膜炎必発であった。その点ではラッキー？　書記についてくれていた研修医に、珍しいからケースレポートしなさいと言ったのに、無視された。

胃内異物は空腹時でないと取り出すのが難しい。夕食を済ませてから歯科を受診した患者さんは、口を開けて治療中に、歯科医が誤って口の中に義歯を落とし、そのまま飲み込んでしまった。食物残渣《ざんさ》の中での発見には苦労した。

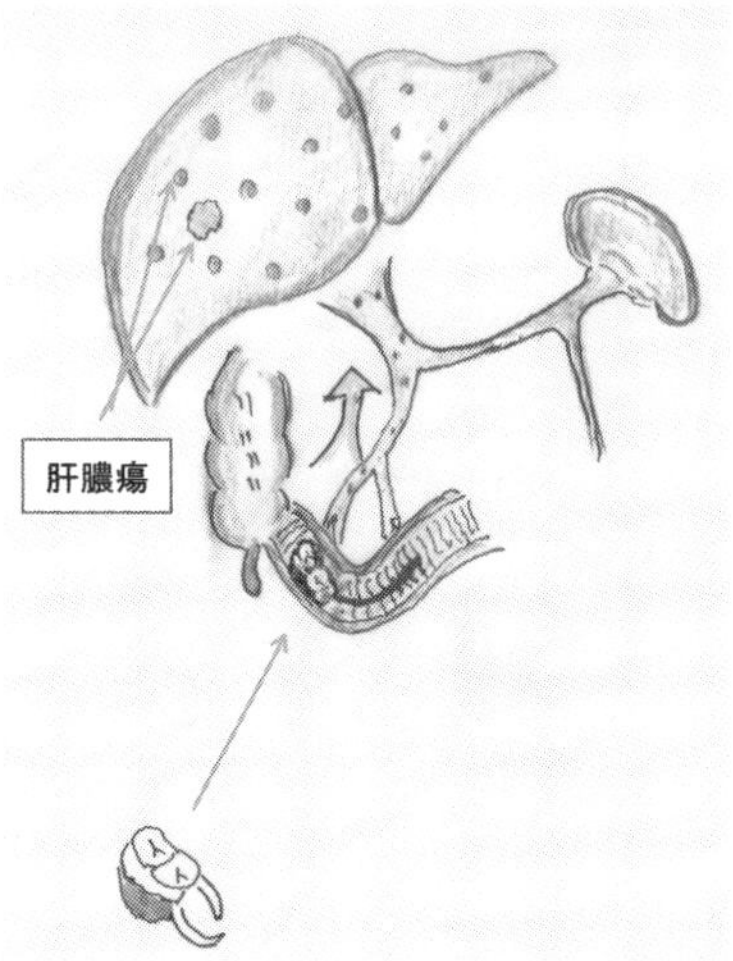

図60　回腸末端縦走潰瘍が原因の肝膿瘍

回盲部にとどまった義歯（●1980年代後半）

放射線科から胆管癌化学療法後の患者さんの紹介があった。肝動脈塞栓術の世界的権威といわれた園田教授から、回盲部の義歯摘出の依頼があったのだ。教授によると、「胆管癌は、ＭＭＣ（mytomycin）の肝動脈内注入により劇的に消退したが、腹腔内に義歯が見つかった」ということだ。開腹すると、義歯は線状潰瘍を形成し、回腸末端の筋層に食い込んでいた。手術が済んで柳原はひそかに納得した。ＭＭＣは抗生物質である。そして動注療法後には、別の抗生物質も併用する。そもそも動注療法のみでやすやすと胆管癌が消退するとは考えにくい。おそらく、回盲部の義歯迷入が原因となって肝膿瘍を発症していたのだろう（**図60**）。しかし、園田教授にはそのことは伝えていない。おそらく逆鱗に触れるだろうから。

食道切除後再建胃管内異物（●2000年代）

2000年代に入ると、食道癌手術も胸腔鏡下に行われるようになった。さらにCuscheriという人が、腹臥位での食道切除を考案した。柳原も早速これを取り入れた。ただし、完全腹臥位だと突然の胸腔内出血に対応困難と考え、左45度斜位で側臥位、腹臥位どちらでも対応できるように工夫した。胸腔内操作を終了したら仰臥位に体位変換して頸部操作と腹部操作を並行して行い、胃管作成と食道・胃管頸部吻合を行う。

ある時の食道癌手術で手術終了時、経鼻胃管（Magensonde）を抜去したら、先端4㎝が脱落していたと報告があった。挙上胃管を作成する際、通常は胃内に留置されている経鼻胃管が抜去されているのを確認してから自動縫合器で縫合切離する。いつもの気の利く麻酔医なら必ず抜去してくれるはずだが……。経鼻胃管断端は縦隔内に挙上された胃管内に縫いつけられてしまったのだ（**図61-a、b**）。すでに患者さんは手術場を出て帰室しているので、患者さんとご家族に説明して、後日内視鏡的に摘出する方針とする。とは言っても、内視鏡鉗子口に挿入できる鋏鉗子

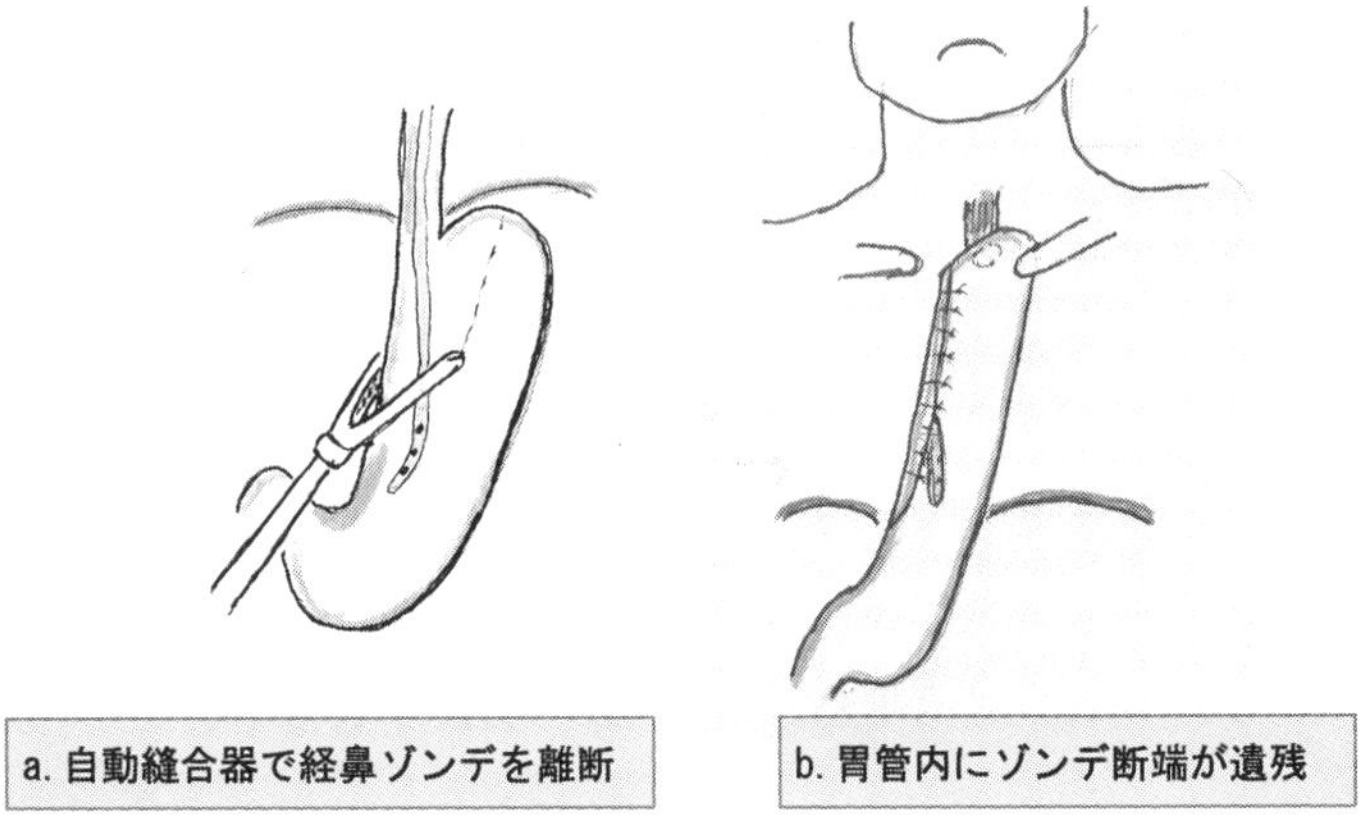
a. 自動縫合器で経鼻ゾンデを離断
b. 胃管内にゾンデ断端が遺残

図61　挙上胃管内にゾンデ断端が遺残

はなかなか見つからない。そのまま経過観察とした。毎年定期的に上部内視鏡を行うも、1年、2年、3年経っても敢然と胃管内にとどまっている。結局、4年後に経鼻胃管断端が自然脱落したのを確認した。

アニサキスにまつわるエピソード

突然の腹痛で来院された患者さんには、痛くなる前に何を食べたか必ず聞く。生魚や酢の物を食べていたら、アニサキスが原因であることも考える。うまくタイミングが合えば胃壁に食い込んでいるつまようじ程度のアニサキスを生け捕りにすることができる。また、アニサキスが死んでいても虫体を除去したほうがいいといわれる。虫体の残骸が原因で肉芽腫を形成して、胃癌と間違われて手術をされたことがあるらしい。
亡くなられた森繁久彌という俳優はアニサキスが原因で腸閉塞を発症して、腸切除を受けたそうだ。腹膜炎症状で緊急腹腔鏡下手術を行ったところ、回腸壁を貫いて腹腔内に顔を出したアニサキスを生け捕りにしたこともある。

ある日、柳原自身が空腹時の上腹部痛におそわれた。前の夜、母が作ったやや浅めにしめたアジの酢の物を食べていた。空腹時はすごく痛むがアルコールを摂取したら良くなる。しかし、夜中になるとまた痛くなる。翌日、思い切って後輩に内視鏡を依頼した。「いるわいるわ、胃体上部小弯に５匹ほど食い込んでいる」と後輩。柳原は「全部取ってくれ」とジェスチャー。残すと肉芽腫となって癌と間違われる。後日返ってきた病理診断結果は、虫体は見当たらず、すべて正常胃粘膜であった。頼んだ相手が悪かったか？

ひとかき癌と思われた症例（●２０００年代）

胃癌の中でも２㎝以下の癌を小胃癌、１㎝以下の癌を微小癌といい、小胃癌は胃癌の４％、微小胃癌は２％程度に見られる。多くは粘膜あるいは粘膜下層までに限局する早期胃癌で、ＥＭＲ

やＥＳＤの内視鏡的切除で根治できる。さらに小さく、内視鏡の生検鉗子の一つまみで完全に取れてしまう癌はひとかき癌といわれる。大学病院勤務時代に胃及び食道の手術でそれぞれ1例ずつひとかき癌を経験したことがあった。術前の生検組織には間違いなく癌の所見があるのだが、手術で摘出した臓器をくまなく調べても癌が見当たらなかった。

濃尾市民病院でのある早朝の内視鏡カンファレンス。この地方で内視鏡の神様といわれる柴田名誉院長が噴門の陥凹性病変を指して、「これこそ典型的な0‐Ⅱｃ（早期胃癌の平坦陥凹型）だ」と、鼻高々に言った。柴田医師は、全国的に多数の関連施設をおく医療法人徳川会の関連施設大井川病院院長であったが、定年を機に柳原が招聘した有名医師だ。組織診断結果はGroup4（強く癌を疑う）であったが、典型的だと言われたこともあってＥＳＤの適応となった。ＥＳＤは問題なく済んだが、術後出血があり、止血に難渋した。患者さんは心血管病変の随伴疾患のため、抗凝固剤を内服しており、あらかじめヘパリン置換をしていたのだが……。柴田御大いわく「そんなに無理してＥＳＤをやってもらおうと思ってなかった」と。何とか止血にこぎつけたが、ＥＳＤで切除した標本の病理診断結果は「切除された組織のごく一部に異形腺管が見られるのみ」という。大先生は典型的なⅡｃと言っていたのに……。どうも納得がいかないので、城北大学の先輩の病理医に術前の標本と摘出標本のプレパラートを持って相談したところ、「客観的に見て、どこにも癌は見られない」と言う。Group2（異形はあるが癌とは言えない）がGroup4と見誤られることがしばしばあるという。その上で、「病理学者は、占い師やリトマス試験紙ではない。組織診断に至った患者情報に左右されてはいけないけれども、今回のように臨床医の思い込みが影響して診断がぶれることもある」と補足した。この頃から柳原と柴田医師との関係がぎくしゃくしてきた感が否めない。

乳酸アシドーシス（●2000年代）

手術機器販売会社ジョンソンブラザーズの担当者の紹介で、ある社員が訪ねてきた。父が胃癌で手術を勧められているとのこと。腹腔鏡下胃全摘の適応であるが、糖尿病などの合併症もあるので、経験豊富な病院で手術を受けるように説明したところ、濃尾市民病院での手術を希望された。

手術は術中出血量400ml、手術時間5時間弱と腹腔鏡下胃全摘術とすればやや出血量は多いものの、予定通り終了した。

夕方からの小児の緊急手術が終わって術後観察室を覗くと、胃癌術後の患者さんが両ふくらはぎをひどく痛がっている。いわゆるこむら返りのような痙攣状態が持続するそうだ。整形外科の当直医に相談するも原因不明という。鎮痛剤の投与を行い、腹部の超音波検査で腹腔内を観察したが、術後出血は否定的だ。しかし動脈血採血では極端なacidosis（アシドーシス）があり、翌日の採血検査ではＬＤＨ（乳酸脱水素酵素）が異常高値を示した。患者さんは糖尿病を長く患っており、ビグアナイド系経口糖尿病薬を内服されていた。もしかして乳酸アシドーシス？　担当医に確認したところ、ビグアナイド系糖尿病薬は手術の１日前から休薬しているということであった。術後第２病日には出血傾向が進行し、ＤＩＣ（播種性血小板減少性凝固障害）、ＭＯＦ（多臓器不全）という最悪の経過をたどった。

欧米では、ビグアナイド系糖尿病薬は少なくとも術前３日間は休薬するという。柴田名誉院長と内科指導医に関連性を尋ねるも、日本人の投与量は比較的少ないので、術前24時間の休薬となっているといって乳酸アシドーシスを否定する。内科の主治医を追及しているわけではないのに……。製造販売会社に、同じような事例の報告がないか尋ねても、なしのつぶてであった。

腹腔鏡下手術は、８㎜Hg～12㎜Hgの気腹下に施行されるため、術後の肺血栓に注意が必要だ。これを予防するために、手術中メドマーなどという下肢の加圧装置を装着して、間欠的に加圧を続ける。つまり数時間下肢の筋肉を揉み続けたのと同じ状態になるので、当然大量の乳酸が血中に放出される。これが乳酸アシドーシスのトリガーになったのではないか、というのが後輩の整形外科医の意見であった。術後採血で残っていた血液を、参考として計測を依頼したところ、やはり乳酸値は異常高値であった。

隣の公立病院の院長を招聘して院内の他科の部長を含めたカンファレンスを行ったが、横紋筋融解症やミオグロビン尿症など、乳酸アシドーシスに関連する病態が示唆された。しかし、内科チームが一切を否定し、手術失敗説を唱えた。内科と製薬会社のガードは強固だ。結論が出ないままお蔵入りになってしまった。

もちろん柳原を頼ってこられた、患者さんのご長男には誠実に経過を説明してお詫びした。

乳酸アシドーシスは、ビグアナイド系経口糖尿病薬を服用している患者さんに手術などの侵襲が加わった時に起こる重篤な合併症だ。手術だけではなく血管撮影のような比較的侵襲の少ない医療処置でも起こり得る。

胃切除後の再建法の変更（●２０００年代）

Gastritis Cystica Profundaは胃切除後や胃空腸吻合で、胆汁逆流にさらされた胃粘膜に生じる胃炎の一種で、１９８０年当時は前癌病変と考えられ、特にBillroth II法再建後に頻繁に見られた。しかし、その後のBillroth I法とII法の比較で、残胃癌の発生頻度には差がないとされている。そういう理由でかどうかは知らないが、施設によってはBillroth I法が可能でも、好んでBillroth II法を選択するところがある。柳原は、内視鏡でたくさんの残胃の様子を観察してきたので、Billroth I法後とBillroth II法後の残胃炎は大きく異なることを知っている。たとえば、胆汁を素

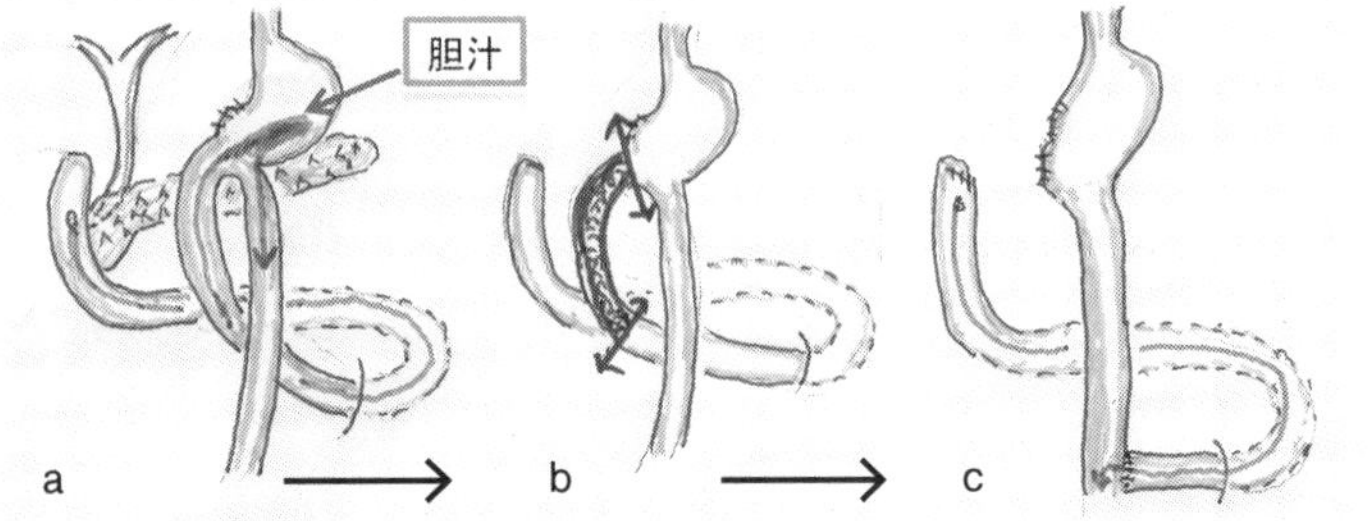

図62　Billroth II法からRoux-en-Y法への再建変更

手で触ると、数分でヒリヒリしてくるくらい胆汁の消化力は強い。Billroth II法ではこの胆汁が残胃に必ず流入するので必然的に胆汁逆流性胃炎の状態が持続する。

他院でBillroth II法再建を受けた後、長くこの胆汁逆流に悩まされている患者さんを少なからず診てきた。そういえば、先輩が手術して局所再発を来した患者さんもBillroth II法再建であった。このように胆汁逆流性胃炎で苦しむ患者さんには以下のような手術を行う。

腹腔鏡下に残胃周囲を剥離して、輸入脚の部位で、空腸を離断する。そして胃空腸吻合部から40cm以上離れた輸出脚に輸入脚側の空腸を吻合する。いわゆるRoux-en-Y再建だ。これにより残胃への胆汁逆流はほとんどなくなり、逆流性胃炎症状は劇的に改善する（**図62-a、b、c**）。

「Billroth I法とII法では残胃癌の発生率に有意差はないからどちらでもいい」ではなく、残胃炎の状態を比較したり、患者さんの訴えに耳を傾けたりすれば、どちらが術後の愁訴が少ないか容易に分かる。何でもEvidence Based Medicineではいけない。少し考えてみたら分かることまで、コントロールスタディを行う必要がどこにあるのだろうか。

国内留学の受け入れ

腹腔鏡外科手術技術認定制度がある程度軌道に乗ってきた頃、城北大学第1外科の関連施設としての人事異動ではなく、学閥を超えて内視鏡下外科手術の研修のため国内留学を希望する外科医が何人か濃尾市民病院の内視鏡外科チームに参加してきた。最初の1名は、関西中央病院時代に一緒にやりたいと名乗りを上げてきた、「坊ちゃん」で有名な松山出身の高山医師。母校の許可を得て、2年余りチームの一員として外科診療に携わった。ちょうど城北大学からの欠員がで きたので、吉田教授に許可を得てスタッフとして入ってもらった。消化管異物のところで紹介した、大人のおもちゃの患者を初診したのは彼で、即座に開腹手術と決断した彼を見て、こちらは若干の文化の違いを感じたし、高山医師にしたら「あんなものまで、内視鏡で摘出するのか？」と驚いたに違いない。2年間で、当時柳原が実施するすべての手術に参加してもらえたのではないか？

高山医師は母校に帰局して約半年後、腹腔鏡外科手術技術認定試験「胃」部門にアプライして一発で合格した。実は少し裏話があって、その年末、認定委員会から送られた10本の手術ビデオの中に、見覚えのあるビデオが1本あった。自分が参加した手術の映像というのは覚えているものだ。よくよく考えたら、柳原が前立ちで高山医師が執刀した手術のビデオだったのだ。ほぼ一部始終覚えていたので、当然合格。普通、同じ施設の人の審査は行わないはずだが、彼の所属はすでに松山のほうに変わっていた。何かえこひいきしているような気持ちであったが、公平に見て問題ないと判断したので、合格としたのだ。もちろんもう一人の審査もクリアしないといけないが、どうやら相方の評価も良かったらしい。この話は、本人には伝えていない。

二人目は、会津地方の総合病院からやってきた綿田医師。高山医師と交代に年末から参加したが、臨床面だけではなく、忘年会などの余興にも熱心で、あっという間に外科チームのメンバーのみならずコメディカルの心もひきつけ人気者になった。半年足らずの研修ののち、病院に帰った。しばらくして柳原が手術のために彼のいる病院に招待され、2件の手術に参加した。1例目は柳原が執刀し、2例目は綿田医師が執刀したが、綿田医師は腹腔鏡下胃切除術をほぼマスターしていた。1年後、東北地震で被災するが、病院は無事で、被災地の復興に奮闘したとのこと。彼も1回の審査で胃部門の技術認定医になった。自分の部下も含め直接10人くらいは指導したが、1名を残し技術認定資格を取得した。当時、胃や大腸の合格率は30％前後であったので、合格率90％は驚異的だ（自画自賛）。

ライブデモンストレーションでのエピソード

内視鏡的治療や内視鏡下外科手術の発展と画像技術の進歩に伴い、実際の技術を学会場で、直接映像で供覧《きょうらん》できるいわゆるライブデモンストレーションが盛んに行われるようになっていた。ある内視鏡関連の学会では世界的権威が全大腸内視鏡検査を披露した。この時模擬患者となって検査を受けた某社員の後日談。「死ぬほど痛かったけど、世界的権威のライブデモンストレーションだし、しかもわが社の器械を使っているんだからと、必死で我慢した」そうだ。

柳原もライブデモンストレーションを２回行ったことがある。最初は２００１年の東北地方の研究会で、奥羽労災病院の手術室で柳原以外は奥羽労災病院のスタッフで腹腔鏡下胃切除術を披露した。第一助手の若い外科医は自身でも腹腔鏡下胃切除を執刀しているとのことで、非常に手馴れており、２時間余りの手術時間で何の問題もなく終了した。

２回目は２００４年の外科手術技術研究会でのライブデモンストレーションであった。手術は会場近くの関東がんセンターで行われた。患者さんは関東がんセンター外科の患者さんで、手術前日、自ら面談していつも通り術前の説明と当日はライブデモンストレーションで多くの外科医が手術を見学する旨を説明して、同意を得ることができた。手術メンバーとして国内留学の高山医師に内視鏡担当として参加してもらったが、第一助手、直介の看護師及び麻酔医その他のスタッフは、関東がんセンターのメンバーであった。第一助手の狭間医師とは面識がなかったが、任天堂大学の友人がよく内視鏡手術の応援に呼び出されるとかで、だいたいの情報は仕入れていた。彼が今回のライブデモンストレーションをよくは思っていないことも耳に入っていた。

手術は、隣の肝切除術（これはすべて関東がんセンターのメンバー）と並列で開始した。こちらの手術は、①大網の切開、②左胃大網動静脈止血切離、③右胃大網動静脈根部の止血切離へと順調に進んだ。会場の映像は二つのシーンをポイントポイントで供覧してディスカッションする手順で進んでいた。しかし、会場にいた知人からの後日談では、肝切除手術で出血等で供覧に堪えない時は、こちらの胃切除の画面に切り替わったそうだ。こちらの手術は④膵上炎の剥離から、NO8a,11pリンパ節の郭清、⑤冠状静脈の止血切離を行い、そして最大の山場⑥左胃動脈根部の止血切離も無事完了し、後は⑦固有肝動脈から分岐する右胃動脈根部の処理を残すだけとなった。「最後に、肝十二指腸間膜前面で右胃動脈を剥離してクリッピングをします」と言って右胃動脈根部にクリップをかけたとたん、その周囲から動脈性出血が生じた。とっさに左手鉗子で出血点を把持して止血を行ったが、内視鏡が血液を浴び、術野が真っ暗になってしまった。会場は騒然となったそうだ。体制を立て直そうと思案しているところに、肝臓外科の権威で有名な学会長の虎伏先生が手術場まで駆け付け「そんなに長い間動脈を把持していたら、動脈が傷んでしまうから、早く開腹して止血しろ」と言う。やむなく、再建（吻合）の時に開ける小開腹創を幾分大きく切開して、止血を済ませた。そしてそのまま再建操作（Billroth I法）を行って無事手術が終了した。

翌日の血中Hbは13g／dl（通常は14～18g／dl）であったから、出血は見た目ほどには多くなかった。自分の病院なら外野の意見は聞く耳を持たないが、責任者のセンター長の指示なら致し方なかった。しかし、クリップをかけてどうして出血したのか？　空のクリッピングで動脈そのものを挫滅《ざめつ》してしまうことがあるが、確かにクリップはかかっていた。

狭間医師は胃癌の内視鏡外科手術はまだ未熟でいつも近くの癌治療センターから応援医師を招聘して、その医師が中心になって手術していたという。その応援医師というのが柳原と古くからの知り合いで、ライブデモンストレーションの前に会った時、狭間医師が「失敗すればいいんだ！」と言っていたとか……。真相は闇だが他流試合は恐ろしい。

院長就任（2008年）

濃尾市民病院に赴任して2年が経過した頃から、手術件数が急増し、赴任前180件程度であった全身麻酔下手術が400件を超えるようになった。そしてその6割強が内視鏡下外科手術であることが、地域でも注目されるようになり、市長の評価も高くなった。一方で、三田院長体制になってからも病院全体の経営状態は一向に改善されず、市長は次第に三田院長の指導力に疑念を抱き始めた。そして、三田院長の首を真綿で締めるように、柳原を統括副院長、院長代行へとじりじり昇格させ、4年が経過した時、まだ還暦を迎えていない三田院長に「名誉院長になり、院長職を柳原に譲るように」と迫った。

旧帝国大学である帝都大学の医師のプライドは高く、数年前の南端病院同様、10人余りいる内科医全員とともに3カ月後、全員夏のボーナスを受け取ったのちに退職した。つまり、3カ月間内科がほとんど仕事をしない状態が続き、柳原は院長として前途多難な船出となった。

まずは次の内科医獲得に奔走して、何とか尾張大学医学部から内科医数名を確保することができた。尾張大学は、濃尾市から電車で20分の大都市にある大学で、濃尾市は通勤にちょうどいい場所にあるといっていい。帝都大学の内科医はプライドが高いが優秀な医師が多く、自分の専門分野だけでなく内科全般を嫌な顔一つ見せず診てくれた。これに比べ、尾張大学のメンバーは、やたらと専門性を主張する。肝臓専門というある内科医は、肝臓しか診ない。ある日、手術不能の膵臓癌患者さんの集学的治療をお願いしたら、「私は肝臓専門なので膵臓は診ません」と、院長の依頼を平気で断る始末だ。救急患者の受け入れも消極的で、上司の内科副院長が1時間半説得して、やっと診察に応じたが10分で済んだというエピソードがあった。というか副院長もさっさと自分でみたらどうなんだろうか。これではどこが救急なのかわからない。

しかし、内視鏡の得意な医師が何名かおり、我が内視鏡外科と協力して、内視鏡診療が盛り上がって、次第に病院経営も健全化に近づいていきた。

脳梗塞発症

２０１０年の暮れ、１００歳を目前にして母方の祖母が亡くなった。連日の忘年会のさなかでの葬式であった。柳原は葬儀の後の会食でもあまり食べず、ひたすら飲んだ。そのまま親戚の家に泊まった翌日、どうにも左肩がだるく感じた。内心「これは……」と思ったが、そのまま2時間かけて自宅まで自分で車を運転して帰り、ベッドにもぐりこんだ。翌日、テニススクールに行ったところ、いつになく調子が良かったので少し安堵した。

翌々日は仕事納めの日。やはり調子が良くないので、意を決してＭＲＩ撮影を受けた。放射線科医は「右脳穿通枝の部位に小さいですが決して古くない梗塞が疑われます」と言った。柳原は早速、脳神経外科を受診したところ、脳外科医が大声で「院長、左片麻痺」と叫んだので一斉に職員に広まってしまい、そのまま入院となった。

柳原は房総半島の田舎の出身で、両親はまだ田舎で老々介護をしていた。だから年末年始は必ず家族を連れて田舎に帰るのが恒例であった。それが今年は独りぼっち……。思わず、解散したハッピーエンドの「春よ来い」という歌が頭に浮かんだ。

年末年始の休日は病院で過ごし、新年のあいさつは、点滴の支柱台を付けたまま行った。

幸い後遺症はほとんど残らずに済んだ。ただ、時々誤嚥したり、やや興奮してしゃべろうとすると、前のように、立て板に水のごとくとはいかず、ろれつが回らないことがしばしばある。同期の脳外科医によると、「長嶋茂雄氏も亡くなった小渕元総理もＰＡＦ（突発性心房細動）が原因だったという。柳原君もきっとそうだろう」ということで、しばらく抗凝固剤を続けた。抗凝固剤は、皮下出血が見られるくらいがちょうどいいらしい。しかし、いろんな目にあった。突然の血尿、そして血便。その都度、膀胱内視鏡、大腸内視鏡と恥ずかしい検査を受けた。前立腺炎、結腸憩室炎からの出血であった。

柳原は、自分なりに原因がつかめていた。もともと、睡眠時無呼吸症候群（ＳＡＳ）があり、日頃はＣＰＡＰ（持続陽圧呼吸）の器械を装着して床に就く。しかし葬式の夜は、ＣＰＡＰの器械を装着していなかったのだ。その結果、無呼吸となって酸素飽和度が急落し、心肺停止直前まで行ったのかもしれない。以来どこに行っても、ＣＰＡＰの器械は放さない。

上司の手術（２０００年代）

肝胆膵外科のゴッドハンドといわれた関東医科大学の羽田教授がご自分が膵頭十二指腸切除術を受ける際、お弟子さんの中から４名選び、郭清、膵空腸吻合、胆管空腸吻合、胃空腸吻合をそれぞれ分担させたそうだ。柳原が城北大学助手の頃、当時の南教授が胆石胆嚢炎で手術を受けた時も、執刀は、財前講師、第１助手が吉良助教授、第２助手が浅野講師という最強メンバーで手術が行われた。開腹手術であったが3日で退院した。

胆石の権威であった東名誉教授が胆嚢結石を指摘され、柳原の執刀を希望された。帝都大学や城北大学にはたくさんの名医がいるだろうに、柳原に白羽の矢が立ったのだ。大学病院で勤務している頃は、内視鏡では評価されていても、なぜか外科医としてはまだ半人前扱いされていたように思っていたので、柳原は何だか誇らしかった。

手術前日、一般の患者さんと同様に、主治医が手術前の説明を行った。研修医時代の章で紹介した「説明と同意についての原則」を主治医が音読し、その後術中出血や胆管損傷などありとあらゆる術中偶発症の可能性があることを付け加えた。東名誉教授は「ずいぶんと堅苦しいことするんですね！」と言った。主治医は「先生に教わった通りです」と答えた。

手術は1時間足らずで予定通り終了した。奥様に報告したら、「よかった。安心しました……」。当たり前のことだが、一般のご家族と何ら変わりなかった。相思相愛なんだ……。

メス刺し事故にまつわるエピソード（2000年代）

柳原は外科医になって30年余り経っていた。それまで針刺し事故など診療中のけがは経験したことはなかった。ところがある日の手術中、柳原の左手の甲に尖刃刀《せんじんとう》がぐさりと刺さった。直介の看護師が誤って刺してしまったのだ。彼女も初めてであったろう。もちろん柳原は彼女を責めなかった。しかし、こういう事故の後がややこしい。まず詳しい医療事故報告書を受傷者自身が提出しなければいけない。それに加えて、感染症の血液検査も受ける。もちろん手術の患者さんには何の感染症もなかったのだが……。

数日後、院長回診中に病棟の主任看護師が「先生これ」と言って、柳原に小さなメモ書きを手渡してきた。まるで、デートの場所を記したメモのように。開けてみたら「ＨＩＶ陰性」と書かれていた。何とデリカシーのない、もし陽性だったらどうなっていたことか……。

濃尾市民病院は病院機能評価機構の審査を受け合格している。このような医療事故が発生した場合のマニュアルも明記してある。たとえ急ぎの報告であったとしても、少なくとも多数の職員や患者さんが周りにいる中での手渡しはあり得ない。

看護部長の交代にまつわるエピソード

濃尾市民病院の看護師の定年は60歳。柳原より1歳年上の矢野看護部長は翌年春の定年退職予定だった。当時の副看護部長は2名。生え抜きの伊賀さんと国立病院から天下りしてきた羽斗さん。矢野看護部長に後任を尋ねると、「自分は羽斗さんを推薦するつもりでいたが、すでに伊賀さんに内定している」という。羽斗さんは、実践派で周囲の信頼も厚かった。一方、伊賀さんはというと、管理棟内にある事務局長室によく出入りしているのを見る程度で、どんな仕事をしているのかさっぱり分からなかった。外科外来の綾瀬主任看護師によると、伊賀副部長は看護研究など対外活動に熱心で、院内にいることは少ないという。また、彼女は部下に厳しいらしく、彼女にいじめられて、退職した看護師が多数いるとのことであった。そして事務局長は同じ高等学校の先輩なので、かわいがってもらっているとのことだ。

看護部長は院長同様、市長が任命する。次期看護部長の人選について市長にお尋ねしたところ、伊賀に内定しているという事実はないと言われた。結局、市長、副市長が二人と面接して、羽斗さんが新看護部長に就任した。一方、落選したはずの伊賀さんは、看護部長と同格の看護監に昇任することになった。この人事がまずかった。逆恨みした伊賀看護監はストーカーのごとく、ＰＨＳで追いかけて新看護部長に罵声を浴びせた。一旦は、羽斗さんに軍配を上げた市長であったが、伊賀と急速に親しくなり、伊賀は今度は事務局長室ではなく、しょっちゅう市長室に出入りしフェイクニュースを吹き込んだ。柳原がある看護師に、「俺の女になれと迫った」とか、「手術ミスがあった」とか……。それを市長が鵜呑みにして、あろうことか地元市民に公言した。

ある時、医師の許可なしで、市長が知り合いの患者さんを勝手に入院させる事件があった。このことが原因で口論になり、次第に市長と柳原の信頼関係が薄れてきた。そんなある日、城北大学の吉田教授が市長に呼び出され、「柳原を実務から外し総長にして、後任の院長を招聘する」という提案を受けた。柳原は、「後輩が院長になるのなら喜んで院長職を明け渡す」と言ったが、吉田教授は柳原の気持ちもよく汲んでくれ、不当人事をするのなら外科全員撤退する旨を市長に伝えた。撤退の話を聞きつけた市長は直ちに城北大学に吉田教授を訪ね、平謝りをしたとのことだ。柳原との関係もいったん修復されたかのように見えた。

しかし、数カ月経過するうちになぜか吉田教授の態度も変わり、総長人事を飲むように言ってきた。どうやら、外科撤退の脅しに対して、市長側が尾張大学外科チームの派遣を画策している情報が入ったようだ。城北大学第1外科としては、西の砦である濃尾市民病院を、尾張大学に明け渡すわけにはいかないということだ。柳原は以前から親交があった民間病院事務長の誘いで、民間病院院長の話を受けることにした。

第７章
一外科医として（2010年代）

甲北中央病院は甲南市の北側にある大都市の中心にある150床の病院で、オーナーは柳原より5年後輩の内科医であった。外科医の前オーナーが急逝した後を引き継いだ。前院長は、古都市立大学出身で柳原より1年先輩の外科医で、柳原の入職のために、名誉院長になるようオーナーに言われたのが気に入らなかったのか、柳原とは一度も会うこともなく退職した。老朽化した旧病棟から新病棟に移った直後の交代だったので、少し申し訳ない気がした。柳原は、濃尾市民病院から麻酔科医1名、看護師4名を引き連れて入職した。医局員は、理事長兼オーナーを含む内科医が5名、外科が柳原を入れて3名、整形外科が2名、皮膚科1名、耳鼻咽喉科1名とその他近くの大学病院からの非常勤の外来担当が何名かいた。

104歳の急性虫垂炎手術（●2010年代）

入職3日目の朝、病棟回診すると104歳の老女が右下腹部痛で救急入院していた。市内最大のプラチナ台総合病院に1カ月入院して抗菌化学療法を受け、やっとのことで退院した直後の再発とのこと。プラチナ台病院では、超高齢なので手術は無理と言われたそうだ。確かに超高齢だが、重篤な合併症もないし認知症もなく、自立していた。

一緒に入職した手術室担当の浜野看護師長に手術場の準備状況を確認すると、入室OKと了解を得た。常勤麻酔医は非番であったので、非常勤麻酔医に全身麻酔を依頼した。その麻酔医は手術場に到着するなり「こんなハイリスクの患者を、しかも腹腔鏡手術なんて……」と、初対面の柳原に不満たらたら言った。

腹腔鏡を挿入したら、壊疽性虫垂炎で盲腸周囲膿瘍を伴う。もう少し遅ければ、汎発性腹膜炎に移行して救命できなかったろう。手術時間50分、出血量は少量であった。手術終了間近になると、急に麻酔医の愛想が良くなり、「また、呼んでください」と言った。

術後経過は順調で1週間後独歩で退院した（**図63**）。柳原はこれは世界最高齢者ではないかと、さっそく文献検索してみたが、上には上があって107歳の成功例がすでに報告されていた。ただし、これは通常の開腹手術であった。

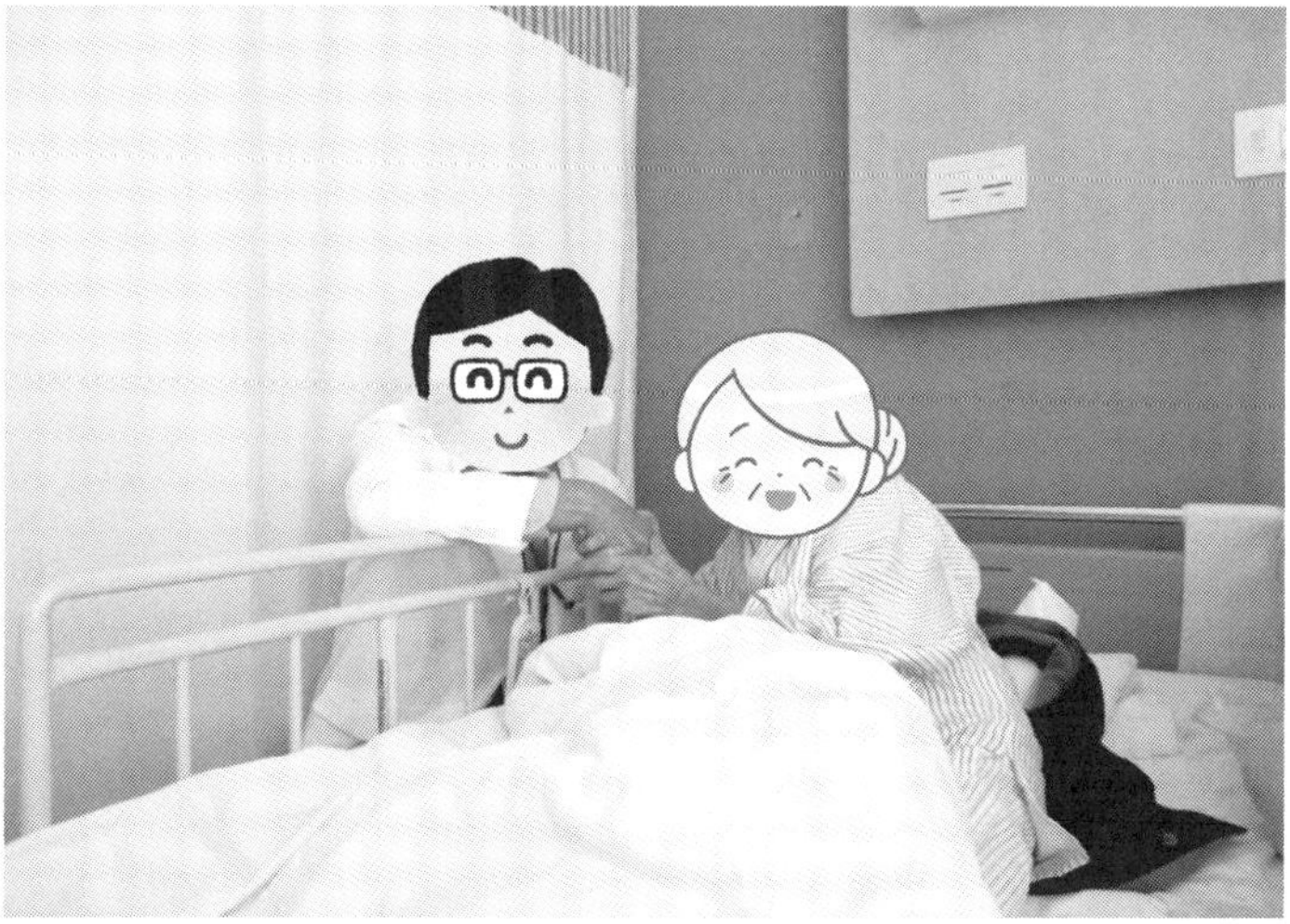

図63　退院時の記念撮影

手術適応を決めるのは実年齢ではなく、実際の体力とご本人の病識で判断されるべきだ。

96歳女性、認知症を合併した回盲部腫瘤

ある朝のカンファレンスで、認知症を合併したおばあさんが救急入院したが、夜間譫妄で暴力的になるため、強制退院させると内科医が言った。柳原が一応回診で確認すると回盲部腫瘤は上行結腸癌であった。急ぎ、腹腔鏡補助下右半結腸切除術を施行した。術後は譫妄は消退し、無事退院にこぎつけた。ご家族によると、退院後も落ち着いた様子。

退院後外来に来られた時、「私を覚えてま

すか？」との柳原の問いに、「知りません……」。ま、しょうがないか。

苦痛が強ければ、譫妄その他の認知症状も悪化する。原因を取ればそれなりに安定するものだ。

医原性十二指腸穿孔

ある月曜日、部下の外科医が、「土曜日に十二指腸穿孔の患者を内科から紹介された」と言う。経過を聞くと、内科入院の60代の女性が退院前日に上部内視鏡を施行後に発症したという。内視鏡を施行した内科医は「十二指腸に腫瘍があって、脆弱なため、そこが穿孔した」と説明する。腫瘍であろうとなかろうと明らかに医原性穿孔性腹膜炎である。緊急腹腔鏡下手術を施行した。穿孔して2日経っていたが何とか穿孔部に大網充填して縫合閉鎖できた。想像通り腫瘍はなく、内視鏡による十二指腸球部の穿孔であった。

患者さんは1週間後無事退院した。柳原は内視鏡を施行した内科医に、「医療事故報告書」というのが厳しいと思ったので、「インシデントレポートを提出していただけますか？」と言ったところ、その上司の副院長とともに猛反発した。「院長に、始末書を出せと言われた」とオーナー内科医に病院に上訴する始末。この病院には、医療安全指針なるものがなかったのだ。オーナー内科医に病院の基本ルールを作成して、来期には「病院機能評価」を受けるよう提案するも、きょとんとしていた。

医療事故報告書（アクシデントレポート）は、始末書ではなく、どのような経緯で事故が発生したかを組織全体で検討して再発防止に努める目的のために提出してもらうというのが病院機能評価を受けられる病院であれば常識だ。

「レポートは始末書ではなく、当事者を守るためのものなんです」と説明して、やっとオーナーが納得した。ちなみにインシデントレポートとは、誤った医療行為の実施につながる出来事や、医療ミスが発生する恐れのある事態が生じた時に提出する報告書を指す。今回の場合は明らかに、内視鏡という医療行為が原因で生じた治療行為で、適切に対処しなければ、重い後遺症や死に至るレベル４の医療事故で、正確にはアクシデントレポートである。死亡事故はレベル５、濃尾市民病院であった柳原のメス刺し事故はレベル３である。

減俸

院長就任１年目の決算が出る頃、柳原はオーナーに呼び出された。１年目は１億８千万円の赤字（実は1億7、000万円だったが事務局の粉飾決算だったということが後に判明）だという。ついては、オーナーと共に院長も責任を取ってほしいとのことだ。「赴任して半年しか経っていないのに……」と柳原は思った。そして2年目の年俸はいきなり30％カットとなってしまった。公的施設や一流企業の場合は懲戒訓告にあたるような不始末でも5％程度の減俸が通常なのに、一方的な減俸だった。ちなみにオーナーは、週に3日しか勤務しないのに給与は柳原の倍あるので、相当きつい。いや、ちゃんと減らしているかどうか、分かったもんじゃない……。

この頃から、同じ医師としてオーナーの取る行動が目につくようになってきた。いつ職場に来ていつ帰るのか不明で、出勤した時の職員に対する横柄な態度が気にいらない。柳原はいつしか、メールでオーナーに苦言を呈するようになっていた。先輩の医師として……。「あなたは職員を雇ってやっていると思っているかも知れないけれど、職員が頑張っているから病院が維持できている。月に1回しか開催されない朝礼だけでも出席して、職員の前で皆のおかげで病院がよくなっていると、頭を下げなさい」と伝えた。この頃から、メールに返事がなくなった。

その後、退職した2名の外科医と交代に入職した、柳原より10年も若い外科医の年俸を見ると、柳原の30％カットされた額よりも高かった。そしてこの状態が半年以上続いた。

1年目の柳原の実質在籍期間は6カ月であったが、2年目は当然12カ月フル勤務だ。手術件数が大幅に増えたことと、地域包括ケア病床（※22）を取り入れたことが功を奏し、8、000万円の黒字となり、柳原の現年俸30％カットはやっと取り下げられた。

※22　地域包括ケア病床：急性期の状態から回復してはいるが在宅にまで至らない患者さんを受け入れる病棟で、認可を受けると地域包括ケア病棟入院料その他が請求できる。

ストーカーの外科医

柳原より10年以上若いという外科医が大変だった。古都市立大学はそれなりに歴史ある大学で、そこの医学部出身ということなので、そこそこ優秀なんだろうと思っていた。柳原が座長を務める学会場まで駆け付け、上司となる柳原の人となりを確認した上での入職希望ということで、採用となったのだが……。

ある院外研修の受講を依頼したところ、最初は即答で了解を得たが、翌日「その日はアルバイトがあるのでいけません」と断ってきた。柳原が「職務を優先すべきではないですか？」と苦言を呈したところ、そこから逆恨みが始まった。昼夜、所かまわず柳原の携帯へのメールの嵐の日々が続き、事務局の忠告も受け付けず、ついに退職してもらった。退職後も柳原への誹謗中傷が続き、ついには甲北警察に通報しておさめることができた。聞けば、以前の病院でも、甲北中央病院を退職した後の病院でも誰かをターゲットに問題を繰り返して退職になっていた。その後、「トイレの隠し撮りが発覚して、警察に逮捕された」という記事が毎朝新聞に掲載されていたというのを手術場の浜野師長から聞かされた。こんな人間でも医者を続けられるって、そんなに医師不足なんだろうか？

腹腔鏡下胃全摘後の縫合不全（●2010年代）

関東のある大学病院で腹腔鏡下肝切除術の事故が相次いだというニュースがあった。実は、オーナーの母校だった。ちょうどその頃、胃癌に対する腹腔鏡補助下胃全摘術を施行した患者さんが、縫合不全が原因で呼吸器合併症を併発してしまった。柳原はＩＣＵのない病院での管理は難しいと判断して、大学の先輩が勤務する集中治療室に引き取ってもらって、何とか無事退院までこぎつけられた。

この直後にオーナーに呼び出され「今季限りで、契約期間を終わりにしたい」と言われた。理由を聞くと、「あの肝切除の事故のようなことが起こると思うと、怖くって……」

柳原は、民間病院勤務が初めてだったので、正式な契約書を交わしておらず、普通に65歳くらいまでは働けるだろうと思っていた。近くに住む、高校時代の友人の司法書士に相談したところ、「ひどいね?! 僕の友人の女性が弁護士をしているから相談してみたら？」と勧めてくれた。

早速、その弁護士事務所に行って、経緯を説明した。弁護士は「ひどい病院ですね！ でも同じような事例を探してみたんですけど、裁判に勝った事例はないんですよ。一刻も早く、新しい病院に変わったほうがいいですよ！」と言う。柳原は落胆して「残念ですけど、そうするしかないんでしょうね？」と言うと弁護士は「本日は、30分以内なので5、０００円頂きます。私の口座に振り込んでください」と最後にいった。実は、30％減俸の時も相談して5、０００円払っている。ぼったくりだ‼

その後、あるゴルフコンペで彼女と一緒になった。柳原がびりで、彼女が優勝した。これは実力だが、何か腹が立った。

柳原は腹のおさまりが悪かったので、公認会計士をしている従弟に打ち明けたら、別の弁護士事務所を紹介してくれた。そこの弁護士のアドバイス通り、理事会を招集して、「この病院に入職後３年近く経っているが、理事会が１回も開催されていない。調べてみたら議事録が捏造され、すべて柳原が欠席になっていること。初年度に粉飾決済を行っていること」など、理事全員に詳らかにし、事と次第によったら中日本厚生局に報告する旨を伝えた。理事長は絶句し、顧問と名乗る男が、院長室まで追いかけてきて土下座同然の平謝りをした。結局、30％カット分の給与を６カ月分返してもらい和解した。

ちなみに、地域包括ケア病棟の導入を提案した、病院健全化のもう一人の立役者ともいえる事務局員も、時を同じくして退職した。

一外科部長として民間病院へ

前回の異動は知り合いからのヘッドハンティングであったが、今回は医師紹介会社のお世話での転職だった。紹介会社が紹介した医師が1年以上勤務を続けると、病院から会社に医師の2カ月分に相当する礼金を支払われるらしいということを甲北中央病院で初めて知った。柳原は甲北中央病院の院長としての年俸と同額で採用されたので、マスカレード記念病院は、柳原のために相当な額を支払ったことになる。前回の教訓を生かして今回は、はっきり3年契約を明記した書類にサインした。

院長兼理事長は柳原と同い年の元心臓血管外科医で、尾張大学外科在籍中はもっぱら冠動脈再建術のグラフト、大伏在静脈採取係だったとのことである。同世代の割にPCは使えず、いつもプレゼンテーションの原稿は事務職員任せであった。病院名で分かるように、そのくせ横文字やカタカナが大好きだ。そういえばカタカナ語の好きな某都知事も柳原と同い年だ。マスカレード記念病院は近々、病院の格上げのためにＪＣＯ（Joint Comission for Organization）認証にチャレンジするとのこと。病院機能評価も受けていないのに、何で外国の機能評価を受けたいのかと思った。

胃切後胆嚢総胆管結石（●2010年代）

整形外科チームはハイソな私立大学として有名な中部医科大学から派遣されていた。整形外科部長いわく「この地域は大井川の東側と違って、上品な人が多く、患者さんからのクレームはほとんどないですから安心してください」

内科から初めて紹介されたのはのBillroth Ⅱ法術後胆嚢総胆管結石の70代男性患者であった。以前から胆石発作で何度か入院を繰り返していたが、その都度抗菌療法により炎症を改善させて退院にこぎつけていたようだ。すでに70歳を過ぎた高齢であり、今回も抗菌療法で改善したとしても、次に発症した時に、(※23)急性閉塞性化膿性胆管炎を併発する危険性は少なくない。

手術は胆嚢摘出の後総胆管切開を行い、直径２㎝ほどの結石を摘出。そして胆道鏡で遺残結石のないことを確認後、前回手術で離断された十二指腸を剥離して、総胆管・十二指腸吻合を側々吻合で行った。

最近は、胆嚢総胆管結石の治療は(※24)ＥＳＴやＥＰＢＤで総胆管結石を切石の上、腹腔鏡下胆嚢摘出術を行うことが多いので、個人的には20年ぶりの開腹手術であった。

術後経過は良好で１週間ほどで退院した。このことを知った整形外科部長いわく、「あの患者さんは生保で、いわく付きのクレーマーなのに、よく手術しましたね?」と以前言ってたこととぜんぜん違った。

※23　急性閉塞性化膿性胆管炎（Acute Obstructive Suppurative Cholangitis）：総胆管に結石が嵌頓して黄疸を発症し、感染胆汁のために敗血症に移行する。高齢者で治療が遅れると死亡する場合もある。外科の二人のメンバーを説得して、開腹手術を行った。

※24　ＥＳＴとＥＰＢＤ：内視鏡的十二指腸乳頭切開術と内視鏡的乳頭バルーン拡張術。いずれも十二指腸乳頭を拡張して、総胆管結石を排出させたり、総胆管内にステントを留置したりする目的で行われる。

遠方から訪ねてくれた患者さんたち

マスカレード記念病院に赴任して間もなく、柳原への紹介状を持参して、早期胃癌の患者さんが受診してきた。住所を見ると病院から2時間はかかる遠方からの受診であった。聞くと、以前、柳原が掲載された新聞記事（確か濃尾市民病院時代）を思い出し、そこからマスカレード記念病院に異動したことを知って、受診されたそうだ。血液検査データを見ると、血清カリウム値が2・8meq／lと低値であったので、ＣＴ撮影すると、左副腎が腫大していた。血中アルドステロンを測定すると高値になっていたので左副腎のアルドステロン産生腫瘍と診断し、腹腔鏡下左副腎摘出と幽門側胃切除D1＋[※25]の同時手術を行った。

その後も、80代の男性が甲北市から受診された。娘さんが、何かの時にと柳原の新聞記事を大事に保管しており、今回地元の病院で、開腹噴門側胃切除術を勧められたので、柳原の赴任先を調べて受診された。胃体上部の2㎝の分化型粘膜内癌と診断。ESD（内視鏡的粘膜下層剥離術）で根治できた。遠方からの患者さんが、柳原を訪ねてくるのを見て、内視鏡室にパートで来る女医が「何で先生の所に遠方から患者さんがやってくるんですか？」と聞かれたが、「インターネットで私の名前を検索してみたら？」とは言えなかった。

※25　D1＋：胃周囲の1群リンパ節と膵上縁リンパ節、左胃動脈周囲リンパ節を郭清する手技。以前はD1＋αなどといった。

100歳越え超高齢者直腸癌

赴任2年目の夏、内科から100歳を越えたRa（腹膜翻展部より口側）の直腸癌の患者さんの紹介があった。聞くと「2年前から下血があったが、放置していた」という。超高齢ではあるが認知症はなく、戦時中は衛生兵であったとかで、健康には十分気をつけてきたとか。自立しており、病識は十分あった。

腹腔鏡補助下低位前方切除術を2時間余りで終えた。術後5日目に微熱があったが、抗菌薬の追加ですぐに回復し、10日目に独歩で退院した。

早速英文誌に投稿し、数カ月後掲載された。外科の二人の部下と内科医、それと院長を共同研究者としたが、誰からもあまりうれしそうな反応がなかった。少なくとも、柳原の長男と同い年の長友医師は、まだ専門医資格を取っていなかったので、申請時には役立つはずなのに……。そういえば、彼は「嵌頓後自然治癒した鼠径ヘルニア」の症例報告をお蔵入りにしてしまった本人でもあった。


この患者さんは腹腔鏡下直腸癌手術世界最高齢者であろう。しかしギネス事務局に直接問い合わせたのに、何の連絡もない。この手の記録は興味ないのだろうか？　しかし、柳原の論文を読んだ医学論文の出版社や学会事務局からは投稿や講演の依頼がいまだに届く。

92歳の腸閉塞

ある日の午後、長友医師が独断で80代後半の女性の胸水穿刺を行ったところ、夕方状態が急変して、そのまま死亡した。いわゆるpleural shock(※26)ではなかったのか？　柳原が知ったのは、会議の後で、看護師が患者さんのお見送りに参加するよう長友医師に要請したが、用があるのでお見送りの時間まで待てずに帰ったとか。これはLevel 5の医療事故だ。しかし、病院当局は医療事故対策委員会を開催せず、家族のクレームがなかったのでお咎めなしであった……。

その数日後、92歳の女性が腸閉塞で入院してきた。下腹部の手術後で、柳原の赴任前から何度か腹痛で入院してその都度保存的治療を受けていた。今回は、前の担当医が退職していたため柳原が担当になった。

定石通りイレウス菅を留置して減圧を試みた。数日後、腹痛や嘔吐症状は改善したが、消化管造影では狭窄が残存する。腹部の減圧はできているので手術に踏み切った。

手術は、極端な脊椎の変形でKyphosis（脊柱後彎症）となって腹部が陥凹し、とても腹腔鏡下手術のワーキングスペースが確保できないため、途中で小開腹に移行した。臍下の癒着を剥離して、損傷腸管を修復して手術を終えた。

手術当日は、血圧がやや不安定であったが何とか改善した。その後も術後管理に難渋《なんじゅう》したが、経口摂取可能な状態までこぎつけた。しかし、なかなか食事が進まない日が続いていた。

第10病日、柳原は胃瘻造設学会の会議のため、後輩の西郷医師に留守番をお願いして、上京した。その深夜午前2時に「患者さんが急変した」との連絡があった。当直看護師から「すぐに帰院してくれ」と要請があったが、「上京中であり帰院困難なので、西郷医師に代理をお願いしてあるので、そちらの指示に従うよう」伝え、早朝の便で帰院した。

保存的療法では消化管狭窄は改善されなかったので、手術はやむを得なかった。92歳の超高齢者であり、術後でなくとも何が起こるか分からない。とは言っても、術後30日以内の死亡だから、術死には違いない。医療安全を担当する外科系副院長に医療事故報告書の提出を提案するも、不要と言われた。

そのころJCOの審査のコメントが届いた。「医療安全に対する指針が明確にされていない」との指摘があった。

※26 pleural shock：胸腔穿刺に伴う血管迷走神経反射に伴うショック状態。

契約破棄

マスカレード記念病院に赴任して1年半が経過した頃、柳原は平成29年度1年間の手術実績を病院当局に報告した。マスカレード記念病院外科開設以来、最高の手術件数を記録した。院長も納得してくれた?かに見えた。

ある日、長友医師から退職の希望があった。パートで応援に行っている近くの病院から、常勤勤務の誘いがあったらしい。「彼の診療態度を見ていると、慰留する価値がない」と判断して、了承した。その旨を事務局に伝えるとともに、冗談のつもりで「私がいうのも変だが、高い給料で雇っている私を外して、もう一人若い外科医を採用した方がいいかもしれないね」と言ってしまった。

その数日後、事務局長が「先生との契約は、今季限りで」という。「ちょっと待ってください。私は3年契約でこちらに赴任しています。まだ1年と9カ月しか済んでいない」と言ったが、事務局長は「だから3カ月前に通達したのです」と話がかみ合わない。柳原は「契約書をよく読んでください。来年の9月までの契約です」と契約書の確認を求めた。そばにいた事務局次長が「確かにそうなっていますね」と事務局長に説明して提案を撤回した。

問題は解決したかに見えた。ところが、そこから病院当局のいじめが始まった。まずは減俸を言ってきた。これも契約書の内容と異なるし、外科実績は過去最高であったことを理由に拒否した。次は、手術の禁止命令が来た。何人か柳原を頼ってこられた患者さんを、濃尾市民病院や城北大学外科の関連施設に紹介せざるを得なかった。その後も内視鏡検査の禁止、外来診療の禁止、と立て続けに嫌がらせが続いた。後輩の西郷医師によると、「退職すると言っていた長友医師が残留することになった」と言う。どうやら、柳原が事務局に言った冗談が、本当の話になってしまったようだ。

柳原は3カ月我慢したが、窓際族にはなり切れず、平成29年年末に退職した。名誉棄損で訴えることも考えたが、長男と同い年の長友医師とも争うことになるので、彼の将来のことも考えて黙って去ることにした。

大学病院や公的病院は、病院機能評価などの審査を受け、一定レベル以上の安全対策を含めたルールにのっとり業務が運営される。濃尾市民病院の院長の頃は、病院管理学会の講演などでは「民間病院のノウハウを積極的に取り入れ、経営健全化に取り組んで……」など、分かったような口をきいていたが、実際中に入ってみればそんなに甘くないことがよく分かった。

原因は看護部？

マスカレード記念病院の看護部長は、濃尾市民病院と同規模の長良川市民病院の出身で、お互いに良い相談相手だと思っていた。それゆえＪＣＯ認証への取り組みに関しては、まず病院機能評価を受けるべしとか、医療安全指針を作成すべしとか、厳しめのアドバイスをしたり、病院そのものの取り組み方を非難したりしたことが、かえって反感を持たれる原因になったのかもしれない。

92歳の患者さんの件も、医療安全委員会は開催されなかったが、看護部の主要メンバーを呼んで説明会を行った。しかし、全員の視線は冷ややかであった。おそらく、院長あるいは病院当局に報告、いや密告したのだろう。それにしても病院当局はそれを鵜呑みにして、当事者に事実確認しないというこのやり方はいかがなものか？　柳原は前に世話になった弁護士事務所に相談してみたが「そんな病院、一刻も早く辞めたほうがいいですよ」と言われた。

そういえば、濃尾市民病院を退職するきっかけになったのも看護部であった。あの時は二人の看護部長候補の諍《いさか》いに割って入った結果、柳原が辞める羽目になってしまった。涙ながらに、「もう辞める」と言っていた羽斗看護部長は、いまだ現職で頑張っているそうだ。いじめの伊賀看護監は、市長の退職直後の人事異動で、本庁に異動となり、ほどなく退職したそうな。大奥には関わらないほうがよい。

日々の診療

捨てる神あれば、拾う神あり。医療法人せせらぎ会に採用していただいた。医療法人せせらぎ会は、大都市郊外の住宅地に、有床診療所を含むいくつかのクリニックと老健施設、グループホームを経営している。ここのオーナーは医療コンサルタントを兼務していて、２００４年に柳原が濃尾市民病院に異動した頃からの付き合いで、ことあるごとにせせらぎ会に誘ってくれていた。

柳原は、そこで外来診療、上部・下部内視鏡、入院患者さんの主治医、訪問診療などを担当している。皮下腫瘍や肛門周囲膿瘍などの小外科は担当するが、基本的にメスは置いて、消化器内科医として勤務する。

今、唯一夢中になれるのが内視鏡、特に大腸内視鏡だ。講師、助教授、部長、院長と格が上がるに従い、若い医師を顎で使い、ほとんど自ら内視鏡を触ることもなかったのに、勝手に「もうマスターした」と錯覚していた。久々に自分でやってみると、時に患者さんを苦しがらせて、検査を中断せざるを得なくなることもあり、「すでに極めた」などと高をくっていた自分が恥ずかしく、落ち込むこともしばしばあった。

大腸内視鏡に関する教科書を読みあさり、ＤＶＤ集も購入して参考にした。外科手術はマニュアルに示されている通り進めれば、外科の基本手技を習得した執刀医なら間違いなく完遂できる。誰にでも完遂できてこそ、その術式が確立したともいえる。しかし、大腸内視鏡のテキストは何度読んでもよく理解できないところがあるし、テキスト通りやっているつもりでもうまくいかない場合がある。大腸内視鏡は外科手術よりも難しい……。

内科医には失礼だが、柳原が内科医と呼ばれるのはどうにもぴんと来ない。朝9時から18時まで（昼休憩2時間）の診療時間で患者さんが一人も来ない日もあり、もっぱらインターネットで情報収集するか、読書にいそしむか、そして時には、居眠りするか……。お尻が痛い。昔は手術室に入ったら夢中になって、時間が過ぎるのを忘れてしまってあっという間に１日が過ぎていた。そんな外科医生活が懐かしい。

しかし暇な分、インターネットや読書のおかげで、今まで鵜呑みにしていたテレビや新聞の情報が、いかに歪んでいるかにやっと気づいた。戦後教育を受けた団塊の世代以降の柳原たちは、日教組を通じてアメリカのＧＨＱからウォーギルトインフォメーションプログラム（War Guilt Information Program,WGIP）に洗脳され、日本人の心に国家の罪とその淵源に関する自覚を植え付けられてきたこともこの年になって初めて知った。

６年前アメリカ大統領選挙でトランプがヒラリーに勝った時は驚いたが、逆に一昨年のトランプ落選のショックが大きかった。テレビや新聞では報道されなかったが、インターネットを通じて、あの選挙では数々の不正が行われていたことも知った。どうしてＢＩＧＴＥＣがトランプを排除するのか？　ビル・ゲイツやロスチャイルドは何を考えているのか？

２０１９年12月、ＳＡＲＳに似た感染症が武漢で発生したことはいち早くネットで知った。だから、２０２０年3月にクリニックに初めて新型コロナの患者さんが受診した時は、胸部Ｘ線撮影、胸部ＣＴ撮影で、即座に「武漢肺炎」と診断して感染防御対策をとった。患者さんは柳原と同い年で、アマチュアドラマーだそうだ。１週間前ライブスナックで演奏した後発症したという。この時の保健所の対応の遅さには、気の短い外科医には耐え難いものがあった。患者さんは翌日になってやっと遠方の医療施設を受診。ＰＣＲ陽性が判明して入院加療となった。一時は人工呼吸器を装着し、死線をさまよったとか。３か月後やっと退院できて、報告に来てくれ、「先生が気づいてくれたので、命拾いしました」と言ってくれた。

一昨年の５月、当時の安倍首相はアビガンがもうすぐ認可されると言っていた。あの話はどこに行ったんだろう。イベルメクチンは、アメリカのＦＬＣＣ(※27)やイギリスの医師団体が、有用であることを公表している。インドのパンデミックが劇的に解除できたのもイベルメクチン採用のおかげだといわれているが、ほとんどメディアは報じない。世界中にイベルメクチンがCOVID-19に有用であるというエビデンスがあふれているのに……。

ジヒドロクロロキンは最初トランプ大統領が有効だと言っていたし、ＦＤＡも新型コロナ治療薬として承認していたが、いつの間にか削除されている。

10代の新型コロナ感染死亡は３人（うち一人は交通事故死）なのに、新型コロナワクチン投与後はもう５人も死亡している。新型コロナワクチンによる若い男性の心筋炎の発生率より、新型コロナ感染後の心筋炎発生率のほうが高いなどという誤った情報を厚労省がどうして出したのか？ 新型コロナ患者の心筋炎発生率を算出する分母が、新型コロナ患者の総数ではなく、新型コロナで入院した患者さんの数になっていた。また、ワクチン未接種の人のほうが、新型コロナにかかりやすいという根拠になった表では、ワクチン接種したかどうか不明という人の数が加えられていた。ワクチン接種不明者を除くと、未接種も接種済みもほとんど変わらない。さらには

３回接種すると未接種の人よりも2倍以上かかりやすくなったというデータもある。そして２０２３年の1月には10万人当たりの新型コロナ新規感染者数が韓国を追い越して世界一になってしまっているのに、４回目、５回目のワクチン接種を推奨しているのはどういうことか？

我が国のワクチン有志医師の会やアメリカのＣＩＣＤやＦＤＡの傘下の組織ＶＡＥＲＳの集計では、インフルエンザワクチンなど比べ物にならないぐらいたくさんの副作用や死亡例が出ているのに、大手メディアはどうして報道しないのか？

世界中の人がマスクを外しているのになぜ日本だけマスクを強要するのか？

先日久しぶりに妻とドライブをすることになった。柳原が運転席についてマスクを外したら、「マスクは外すな！」と言う。密室とはいえ、空気清浄機がついているし、向き合ってもいない。そもそもマスクの有用性に関するエビデンスはほとんどない。次にドライブに行った時には、妻はマスクを外していた。

※27　ＦＬＣＣＣ：Front Line COVID-19 Critical Care Alliance. アメリカバージニア州イースタンバージニア医科大学　Ｅ．マリク教授がリーダーとなる新型コロナ治療に関わる医師や学者の集団。

おわりに

私の母方の祖父は医師であった。戦前は満州に渡って内科医、歯科医として活躍したそうだ。戦後帰国して、私の生地で開業して1男4女の子を授かった。母は長女で、高等女学校を卒業した才女であったそうだが、当時は女性が大学に進学したり、医師を目指したりすることは非常に困難で、医師である祖父も母を医学部に行かせる考えはなかったようだ。祖父は、私が生まれる1年前に56歳で亡くなった。その直後、私より17歳年上の叔父が、祖父の遺志を継ぐべく医学部を目指したが、家庭の事情もあり1回の受験で断念せざるを得なかったそうだ。

私の父は和菓子の職人であったが、医師の長女と結婚したことをすごく気にしていたのだろう。私の物心がつく頃から、いつも「医者になれ、医者になれ」と医者になることを勧めた。私は根が素直なので、両親に言われるままに医学部を目指し、2年間の浪人生活の末、何とか合格することができた。父方の祖父も和菓子の職人で、叔父も含め和菓子のみならず、日曜大工など柳原家の男はみな器用だった。しかし、なぜか私だけは、周りの人から「不器用だ」と言われることが多かった。唯一その反発心のみで外科を選んだ。

医学部を卒業した頃は将来は教授や院長になろうなどと思ったことはなかった。ただ、「あなたは何科の医者ですか?」と聞かれた時に、「私の専門は外科です」と、胸を張って言えるものを身につけることだけを考えてきた。

私が研修医であった１９８０年代の頃は消化器外科手術といえば、すべて開胸、開腹手術で、内視鏡も先端胃カメラやファイバースコープの時代で、診断に使われるのが関の山の時代だった。そこからテレビモニターから観察ができる電子スコープが１９８０年代後半には広く普及し、１９９０年代には内視鏡外科手術が開発され、２０００年を過ぎた頃からロボット手術が日本にも上陸した。そういう消化器外科領域の機器の進歩と技術の発展とともに歩んでこられたことが幸いであった。おかげで、開腹・開胸手術、内視鏡下外科手術、内視鏡的治療、ロボティック手術、などさまざまなものを経験させてもらった。執刀医としても多数の手術を経験し、新しい技術を開発、修得、実践し得た。また、学閥にとらわれず門戸をたたいてくれる後輩には指導医として関わり、多数の専門医を育てることもできた。

考えてみれば、研修医の頃には想像もつかなかったことばかりだ。教授にはなれなかったとはいえ、20年余りの教育生活の後、外科部長、院長にまでなり、幸せな外科医人生だった。そもそも、その気もないのに教授になれないのは当たり前だ。後輩の吉田教授を見てつくづくそう思った。教授の平均在任期間が15年として、同じ大学から教授を育てるとしても、教授になれるのは70~80人に一人だ。大病院の院長も同じような確率だろう。したがって外科を選んだ大部分の医師が一外科医として人生を終わることになる。30歳で専門医資格を取って一人前の外科医となっても、65歳までだと35年しかない。外科医人生は意外と短いのだ。

内視鏡外科手術が普及し始めた頃、「これからの外科医は、内視鏡手術しかできないことにならないか？　万が一、開腹手術が必要になった時に、どう対応すればよいのか？」との質問に、尊敬する出月康夫教授は「その頃は、開腹手術の専門家というのが多分いるだろうから、その外科医にお願いすることになるでしょう」と答えられた。現に、内視鏡外科手術技術認定制度に続き、高難度外科手術認定制度なるものが発足した。

しかし、ある程度専門分化が進んだとしても、一旦自分の執刀で開始した手術は、最後まで自分でやり遂げる優れた技量と強い精神力を持っているべきだと考えている。肝切除で大出血し、術者が「もうだめだ」とつぶやいた時には、術死するかもしれないという恐怖と、自身の無力さが情けなかった。一方で、別の有能な外科医の協力で、不幸な顛末を回避できた時は、初めてチームワークの重要性を痛感した。たとえ患者さんや外科チームが描いた結果と実際の結果が乖《かい》離《り》していたとしても、その経過について、患者さん及びご家族が納得のできる医療を行うことが、外科チームの務めである。言い方は悪いが「どんな状況でも落とし前のつけられる外科医」であるべきだ。

ロボット手術がどんどん普及してきた。たくさんの手を持ったロボットを一人で操って手術する醍醐味もあるが、鉗子を付け替えるアシスタントや麻酔医や外回りスタッフがいるし、いったん開腹コンバートとなれば、全員参加の手術となるだろう。

そもそもロボット手術は、戦地などで一般外科医が対応困難な手術が必要となった時のために行われる遠隔手術を想定して開発されたものだと聞いている。遠隔手術はともかく、患者さんが横たわる手術台のすぐ横のコンソールボックスを覗き込んでするSolo-Surgery（ワンマン手術）のどこにメリットがあるのか？　最近中部大学外科の教授に就任した友人は、「中部大学病院では、費用対効果のないロボット手術は採用していない」と言っていた。前立腺手術や冠動脈再建手術など、ロボット手術が勝る領域があることは認める。しかし少なくとも消化器外科領域においてはわざわざ高額なロボットを購入しなくとも、内視鏡外科手術で十分なアウトカムが得られることは間違いない。

これからの外科医はロボット手術を要求されることが多いかもしれない。しかしロボット手術の前に、内視鏡外科手術。内視鏡外科手術の前に基本的な開腹手術の技術は身につけていてほしい。そして、手術するだけではなく、外科手術前後に必要な、内視鏡や超音波検査などの基本的な技術も身につけていてほしい。

ＡＩ（Artificial Intelligence）もいろいろな分野で普及しつつある。すでに一部の施設では、治療方針もＡＩの分析を参考にしているのかもしれない。また、AI-Navigation-Surgeryも一部の外科領域では普及しつつあるだろう。これらすべてを備えた究極のRobotic Surgeryの時代が来るんだろうか？　そうすれば、外科医が全く不要になるかもしれない。１００年後のことは分からないが、まだまだそんな時代は遠いだろう。

近い将来、著者も何らかの外科手術を受けることになるかもしれない。その時には、ロボット手術ではない、心の通った外科医の手で丁寧な手術を受けたい。どうかこれから外科を目指す諸君、ＡＩやロボットにはない温かい心を持った外科医になってくれることをお願いします。

稿を終えるにあたり、内視鏡外科手術導入から一緒に励んできた、草薙先生、香取先生に感謝の意を表します。そして、私のわがままな言動を温かく受け止めて指導してくださった東教授に深く感謝します。出版に当たり、種々のアドバイスを頂いた横内さんはじめ幻冬舎スタッフに感謝します。

本書を、天国の南教授に捧げます。

令和５年７月　　柳原啓介

発刊によせて

２００４年のある日、関西地方のある医学研究会で、「内視鏡外科手術の現況」と題した特別講演を行ったことがあった。公演を終えたところ、フロアから一人の老外科医が立ち上がり、「先生は、まさに今財前ですな！」と、賞賛あるいは中傷ともとれる言葉を発した。私は咄嗟に「いえ、私は財前というよりどちらかというと里見のほうです」と、答えてしまった。小説とはいえ、財前五郎にも里見脩二にも失礼な話だ。冒頭にも述べたが、本作に出てくるほとんどが実名ではない。

もちろん柳原も、弘ではなく啓介で、何の関係もない。もしも「白い巨塔」がある実話をもとにした物語であったとすれば、柳原弘医師に相当する人のその後はどうなったのだろうか？　私は原作の柳原医師よりも20歳くらい若い外科医だ。

この物語を書きだした頃は、メスを置いたばかりの自分の立場に右往左往してばかりいた。特に、大腸内視鏡には苦戦した。あれから2年、大腸内視鏡の技術は極めたとはいえないが、かなり上達した。そもそも、医療技術に極めたといえるゴールはあり得ない。患者さん一人ひとりの病態が異なり、それぞれに対して常に創意工夫が必要だから。「俺はもう大腸内視鏡は極めた」、「俺はアンギオのテクニックをマスターした」なんて言っているうちは、医師としてはまだまだ半人前だ。専門医である前に、一人の外科医、あるいは内科医、そして一人の医師であることを忘れてはならない。現役の頃は、できるだけたくさんの手術を行い、クリニカルパスに載せて、できるだけ早く退院させることが、医療の質と経営の向上につながると信じていた。

今、有床診療所で訪問診療や入院患者さんの看取りを経験するようになって、急性期以外の医療も重要であることを初めて知った。のんびりやるつもりであった老後であったが、気づけば10人近い入院患者さんの受け持ちを引き受け、月曜日から土曜日の午後まで、仕事をしている。隣の診察室では90歳の整形外科医が、私よりたくさんの患者さんの診察を行っている。

隣の先輩を見習って、「ここまで来たなら一生仕事だ」と頑張っています。

〈著者紹介〉
柳原啓介（やなぎはら　けいすけ）
1970年代後半、大学医学部を卒業。同年6月医師免許取得。
1987年　医学博士
1980年代から2000年代まで大学勤務。
その後、2020年まで外科医として病院勤務。

外科現役時代の資格
日本外科学会専門医・指導医
日本消化器外科学会専門医・指導医
日本消化器内視鏡学会専門医・指導医
日本内視鏡外科学会技術認定医
PEGドクターズネットワーク理事

SAGES active member
国際胃癌学会会員、ISDE会員

「自らの内視鏡で癌を発見し、自ら内視鏡治療あるいは内視鏡外科手術で治療する」ことをモットーとする。

趣味：ギター演奏、テニス